AF359879

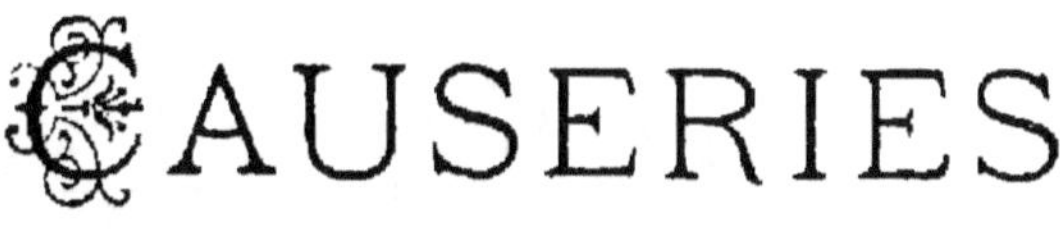CAUSERIES

MÉDICALES & SCIENTIFIQUES

Par J. BEAUBRUN

Rédacteur scientifique du **Républicain Radical**

1ʳᵉ SÉRIE

MÉDECINE & PHYSIOLOGIE

La Question des Microbes. — La Contagion nerveuse. — La Mort. — Guillotine & Guillotinés. — La Longévité humaine. — Le Surmenage intellectuel. — Le Naturalisme au point de vue physiologique. — Etudiantes & Doctoresses.

HISTOIRE NATURELLE MÉDICALE

Nos Ennemis à la Campagne : les Vipères, les Arachnides, les Insectes nuisibles (hyménoptères, moustiques, mouche charbonneuse).

HYGIÈNE ALIMENTAIRE

La Bière. — Les Glaces. — Les Fraises. — Les Châtaignes, etc.

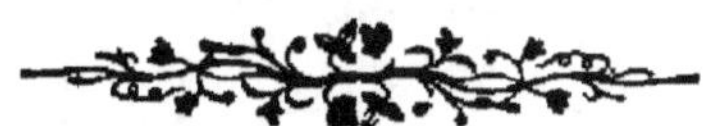

LIMOGES

IMPRIMERIE TYPOGRAPHIQUE D. GELY

10, Rue des Grandes-Pousses, 10

—

1887

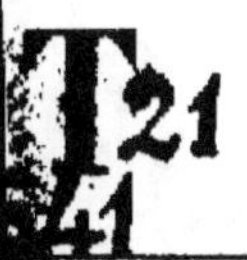

TABLE

DES MATIÈRES

CAUSERIES

MÉDICALES & SCIENTIFIQUES

Par J. BEAUBRUN

Rédacteur scientifique du **Républicain Radical**

1ᵉ SÉRIE

LIMOGES

IMPRIMERIE TYPOGRAPHIQUE D. GELY

10, Rue des Grandes-Pousses, 10

1887

A Monsieur Adrien Tarrade

MAIRE DE LIMOGES

CONSEILLER GÉNÉRAL

Président de la Société de Pharmacie
de la Haute-Vienne

HOMMAGE D'UN AMI DÉVOUÉ

J. BEAUBRUN.

Au Lecteur :

Nous publions, à la demande de quelques amis trop bienveillants, une première série d'articles fournis, sous le pseudonyme de Docteur San-Grado, *à divers organes de la presse limousine, notamment :* Le Radical du Centre, Le Républicain Radical, Le Courrier du Centre *et* Le Limousin Littéraire.

Ecrites sans prétention aucune, comme il est aisé de s'en convaincre, ces chroniques ne visent qu'à répandre quelques notions simples de médecine, d'hygiène, de physiologie et d'histoire naturelle médicale sur des sujets peu abordés, au point de vue de la vulgarisation.

Nous ne ferions paraître une deuxième ou une troisième série que si nous recevions du public un témoignage modeste d'encouragement, difficile à mériter, nous en convenons, mais dont nous ne pouvons nous passer pour compléter notre travail.

J. BEAUBRUN.

PROFESSION DE FOI

La médecine! science d'occasion, disent certains; science maitresse et art divin, prétendent d'autres; ni art, ni science, mais métier lucratif, ripostent les sceptiques qui se croient les malins. Eh bien! ami lecteur, la médecine ne mérite « *ni cet excès d'honneur, ni cette indignité.* »

Notre humble avis est qu'il faut croire à la médecine sans fanatisme, étant donné que si elle a beaucoup acquis, il lui reste encore beaucoup à apprendre, l'étude physiologique et pathologique de l'homme, ce sujet si « *ondoyant et divers,* disait Montaigne, se trouvant des plus complexes et des plus ardues; — Nous ajouterons *ondoyant et divers* », surtout sur le terrain de l'observation médicale. Convenons, en outre, que s'il y a des hommes qui exploitent la médecine comme un métier lucratif, ceux-ci, heureusement, se rencontrent en une infime autant que honteuse minorité. Ce qui est commun, au contraire, c'est de voir nos praticiens exercer leur profession, animés du profond sentiment de la philanthropie la plus droite, servie par la ferme volonté de faire tourner leur savoir au profit des malades, — ne songeant qu'ensuite à la question d'intérêt qu'il faut bien, hélas! ne pas négliger absolument de par l'inexorable loi de la lutte pour l'existence.

Ces préliminaires posés en guise de profession de foi, nous prévenons le lecteur qu'il trouvera dans ce livre quelques notions, quelques conseils, voire même quelques boutades sur la médecine et les médecins. Nous nous proposons de l'entretenir aussi des bienfaits de l'*hygiène,* cette science qui a pris de nos jours une importance si considérable et si digne de son objet, — science éminemment philanthropique et sociale dont la presse républicaine doit prendre à cœur de vulgariser les principes et d'encourager les progrès.

LA QUESTION DES MICROBES

Tout le monde a entendu parler des microbes.

C'est autour de cette nouveauté séduisante de la médecine contemporaine que gravitent toutes les recherches concernant les maladies contagieuses et infectieuses.

On peut dire que les microbes sont des agents réellement organisés, puisqu'ils possèdent l'attribut essentiel de la vie : le pouvoir de se multiplier. Quant à les considérer comme de vrais parasites, la démonstration de ce caractère semble résulter des travaux poursuivis par Davaine, Pasteur et Koch sur le charbon, la maladie des vers à soie, le choléra des poules, la tuberculose, le rouget des porcs et la morve. On a, en effet, constamment trouvé chez les animaux atteints de ces affections, les mêmes éléments spécifiques qui, isolés, cultivés et inoculés ont donné lieu chez des individus sains, à des maladies identiques à celles des premiers.

Ces précieuses découvertes nous remplissent, sans aucun doute, d'admiration pour les savants que nous nommions tout à l'heure, mais il y aurait ingratitude flagrante à oublier que notre vieux Raspail, armé d'un méchant microscope, a été un des premiers chercheurs dans la voie de la nouvelle doctrine. La docte Faculté traitait de haut cependant ce grand vulgarisateur, à l'époque où il publiait son si remarquable ouvrage : *Histoire de la Santé et de la Maladie*, etc., dont les exagérations ne doivent pas faire oublier les qualités d'érudition considérable et d'œuvre sincère, entreprise sous l'ardent désir de soulager ou de guérir les maux qui nous assiègent (1). « Raspail, disaient nos savants officiels d'alors, est un chercheur toqué de la petite bête. » Aujourd'hui, cette recherche de la petite bête, élevée par quelques-uns à la hau-

---

(1) Un de nos regrettés et des plus distingués professeurs de faculté, un savant dans l'acceptation du mot, le Dr Broca, a, des premiers, rendu à Raspail sa découverte de la théorie cellulaire, faussement attribuée à l'allemand Schwann. Il établit, en effet, dans son remarquable traité des Tumeurs, que Raspail formulait nettement cette théorie dès l'année 1825, lorsqu'il disait dans un mémoire sur le tissu adipeux : *« Donnez-moi une vésicule dans le sein de la quelle puissent s'élaborer à mon gré d'autres vésicules, et je vous rendrai le monde organisé. »* Les travaux de Schwann ne datent que de 1837.

teur d'une insigne mission scientifique, rapporte assez de gloire et de... revenus. Demandez plutôt à M. Pasteur.

Pauvre Raspail ! on évite de te nommer chez ceux qui se croient des maîtres et qui ne sont que tes disciples. Il est vrai que le prussien Schwann t'avait volé ta théorie cellulaire sans soulever de protestations, et il est vrai encore qu'on continue, dans l'enseignement officiel, à attribuer à un professeur du collège de France ta propre découverte de la véritable nature de la membrane caduque. Oh ! ingratitude ! Oh ! plagiat !

Revenons à nos microbes.

Nous avons la conclusion de Davaine, de Pasteur et de Koch, à savoir, que la présence des ces micro-organismes dans les tissus des animaux, coïncidait toujours avec un état mor-

---

Les cellules sont de petits corps définis, constituant les parties élémentaires des êtres vivants, et jouissants du pouvoir de s'assimiler les matériaux nutritifs et de rejeter ensuite leurs déchets (assimilation et désassimilation). Les fonctions de ces parties élémentaires varient suivant leur structure, leur composition chimique et leur milieu. Leur travail individuel constitue la fonction propre de chaque organe, de chaque tissu, et l'on peut dire que la vie générale d'un être (animal ou végétal), n'est que la résultante, la somme des vies individuelles résultant de l'activité spéciale des parties élémentaires (cellules, tissus et organes).

bide, et que la nature de cet état morbide se révélait par un microbe spécial, toujours le même pour la même maladie. En forçant un peu le raisonnement, nos savants en viennent à affirmer que le microbe est bien la cause unique, efficiente de la maladie (charbon, tuberculose, morve, etc.).

Malgré la valeur scientifique de ces expérimentateurs; malgré le mérite qui s'attache à leurs découvertes, peut-on réellement conclure avec eux, sans témérité, que le microbe est tout dans les affections contagieuses et infectieuses; qu'il est cause plutôt qu'effet, c'est-à-dire, en un mot, que de sa présence vient tout le mal ?

A Dieu ne plaise que nous entreprenions de faire passer sous vos yeux, ami lecteur, tous les arguments échangés dans les discussions sans fin entre les cliniciens, c'est-à-dire entre les médecins, se tenant sur le terrain de l'observation et de la pratique des malades, et les théoriciens expérimentateurs du laboratoire, chimistes et biologistes avant tout.

Nous nous bornerons à signaler les points principaux de la polémique anti-pastorienne :

1° Il n'est pas démontré qu'il existe dans *toutes* les maladies contagieuses, un microbe spécial ;

2° On peut supposer que le microbe, quand il

existe, est une conséquence au lieu d'être la cause de la maladie. Les microbes du charbon, par exemple, se développeraient rapidement, étant donnée une altération spéciale du sang ou des milieux de l'économie favorable à leur pullulation;

3° Au point de vue pathologique, on peut donner une explication satisfaisante des affections contagieuses, sans le secours de la théorie des microbes. Ainsi, il est permis d'admettre que l'inoculation d'un liquide provenant d'un organisme malade, agirait, dans certains cas, sur un organisme sain, en déterminant dans celui-ci des modifications de milieu analogues, et en reproduisant, par cela même, la maladie primitive;

4° Quant aux conséquences des doctrines microbiennes, au point de vue du traitement des maladies contagieuses, si l'on met de côté la méthode prophylactique des inoculations vaccinales, sur laquelle l'expérience n'est faite que dans des applications à la médecine vétérinaire (les vaccinations anti-cholériques du docteur Ferran, en Espagne, étant de date trop récente et en nombre insuffisant pour qu'on puisse se prononcer à leur sujet), on reconnaîtra qu'il n'est pas du tout aisé, le microbe étant trouvé, de le tuer par une médication interne antiseptique

« Remarquez, dit l'éminent professeur Bou-
chard, que la médecine est obligée de s'attaquer
à des organismes répandus dans les profondeurs
de l'économie ; que le sang doit être nécessairement le vecteur de l'agent destructeur des ger-
mes. La grande difficulté est de découvrir, pour
un microbe infectieux déterminé, une substance
qui amoindrisse sa vitalité, et cela, à un degré
de dilution telle, que cette substance ne puisse
pas incommoder les cellules animales vivan-
tes... » En termes plus vulgaires, il faudrait
pouvoir tuer le microbe sans tuer le malade, ou
tout au moins sans trop lui nuire.

Notre conclusion, après ce que nous venons
d'exposer, c'est que, sur la grave question des
maladies contagieuses et des microbes, il faut
pratiquer actuellement le *doute méthodique* du
sage, et attendre d'une patiente observation,
d'expérimentations nouvelles et du temps, la
démonstration de la *vérité*, seule capable de
faire cesser les contradictions et les disputes,
souvent plus passionnées que sincères, de nos
savants du laboratoire et de nos savants de la
clinique.

DE QUELQUES CAS DE CONTACION NERVEUSE

Ce titre va peut-être surprendre le lecteur.
Il y a là, en effet, sur le terrain des désordres
du système nerveux, quelque chose de spécial
qui semble réfractaire aux enseignements ordi-
naires de la pathologie en matière de contagion.
A coup sûr, malgré l'engoùment pour la doctrine
du microbe :

« Ce pelé, ce galeux, d'où nous vient tout le mal »
il ne s'est pas encore rencontré de champion
pastorien assez hardi pour se lancer à la recherche d'un subtil micro-organisme, capable de
rendre compte de la transmission de certaines
perversions mentales dont les manifestations,
lorsqu'elles prennent une extention exagérée,
peuvent causer de véritables dommages sociaux
(1).

---

(1) On l'a vu en 93 et 71 par exemple. On peut mettre
au défi, en effet, d'expliquer autrement que par la contagion
intellectuelle et morale les atrocités, les crimes inutiles.

Notre siècle, on l'a dit, est le siècle des maladies nerveuses, *des névroses*. Cela est très vrai, et il n'y a pas pour nous sujet de nous en froisser, si l'espèce d'axiome énoncé par les pathologistes est fondé, à savoir : que la fréquence et la variété des névroses sont en raison directe du degré de la civilisation d'une époque ou d'un pays. Il est d'ailleurs un fait bien établi qui témoigne en faveur de cette assertion, c'est la rareté extrême des affections nerveuses chez les peuplades encore sauvages. Mais, en matière de civilisation, il y a le bon et le mauvais côté de la chose. Or le mauvais côté de notre civilisation du XIXᵉ siècle est assez complet : « *L'alcoo-*

---

les proscriptions successives des républicains entre eux, qui ont fait assez justement comparer la Révolution à Saturne dévorant ses enfants.

« On n'a pas assez remarqué, dit le professeur Géruzez, que dans la fermentation des cerveaux que développent toujours les crises politiques, les simples manies mentales passent à l'état aigu et deviennent de véritables maladies qui sont du ressort de la médecine. Marat était un aliéné dont l'idée fixe était l'anéantissement de tout ce qui dépassait le niveau égalitaire, et encore ce niveau tendait-il toujours à descendre, de sorte que la dernière conséquence de la folie de ce maniaque, qui, de plus, était contagieuse, aurait été une complète extermination. Si cette observation est fondée, il en résulte que la première mesure à prendre en pareille circonstance est la formation d'un jury médical. Ce ne serait pas le moins occupé des tribunaux. »

lisme, l'abus du tabac, la fureur des spéculations, la soif de l'or, l'ambition surexcitée par les agitations politiques, l'existence fiévreuse des villes, le manque de repos et de sommeil, le travail hâtif de l'intelligence qu'on impose aux enfants et aux jeunes gens, » telles paraissent être, pour les auteurs d'une excellente pathologie, les Drs Laveran et Teissier, les principales causes de cette prédominance des maladies nerveuses à notre époque.

Une de ces maladies surtout, l'hystérie, dont nous n'avons pas à donner la description, est d'une fréquence plus grande qu'on ne le suppose. Ce n'est pourtant pas là une névrose innocente, comme en témoigne l'histoire du malheureux Urbain Grandier qui expia sur le bûcher des crimes imaginaires, accusé qu'il était par des Ursulines visionnaires d'aller les visiter pendant la nuit. Si nous regardions de près dans les familles, nous verrions combien certaines hystériques peuvent faire de mal autour d'elles par les bizarreries de leur caractère et sous l'influence des passions qui les dominent et qui ne sont pas toujours celles que l'on croit, conformément à l'étymologie du nom de la maladie (1). Ne

---

(1) L'hystérie a été d'ailleurs assez fréquemment observée chez l'homme. M. le Dr de Lacheyze, un compatriote et

méritent-elles pas d'ailleurs la plus large commi-
sération, les malheureuses, dont le professeur
Huchard a dit si justement : « *Les hystériques
s'agitent et les passions les mènent* » Eh bien !
l'hystérie est contagieuse ; on l'a vu par l'exemple des Ursulines de Loudun et combien d'autres
exemples ! Le professeur Bouchut cite des
ateliers où toutes les ouvrières sont tombées en
éclampsie hystérique après avoir eu sous les
yeux l'accès convulsif d'une de leurs camarades.

Le licenciement put seul mettre fin à l'épidémie qui se reproduisait journellement. Nicolle a
rapporté les singulières vapeurs qu'éprouvaient
journellement aussi à la même heure, toutes les
filles d'une communauté, lesquelles se mettaient
à miauler comme des chats furibonds, au grand
scandale des personnes pieuses du voisinage.
Pour réprimer ces imaginations détraquées, on
eut l'idée de les frapper par une forte impres-
sion. On leur fit signifier par ordre des magistrats

---

un de nos médecins distingués de l'armée, a proposé
l'appellation de *Tarassis* pour remplacer l'expression *hystérie,* lorsqu'il s'agit de la névrose étudiée dans le sexe
masculin. Les très intéressantes et très complètes observations de M. de Lacheyze sur des jeunes militaires ont
donné lieu à un travail lu par le baron Larrey à l'Académie
de médecine, travail qui assure à l'auteur la priorité de la
découverte et des premières descriptions de l'hystérie dans
l'armée,

qu'il y aurait à la porte du couvent une compagnie de soldats qui, au premier miaulement, entreraient pour fouetter les coupables. La menace fit son effet, et les miaulements cessèrent. C'est encore un exemple de contagion nerveuse que celui des nombreux individus qui tombaient en convulsions sur le tombeau de Saint-Médard, où ils se rendaient à l'effet d'obtenir des guérisons. Nous aurions beau jeu pour multiplier les citations au sujet des névroses convulsives, mais nous avons hâte de passer à la contagion du suicide et du meurtre qui donne à ces questions l'importance d'une véritable thèse de médecine sociale.

Hélas ! nous pourrions nous dispenser de chercher dans nos auteurs des exemples du premier de ces cas. Dans notre bonne ville de Limoges et dans le département, le suicide poursuit déjà depuis trop longtemps ses séries presque ininterrompues de pendaisons. La corde semble avoir un attrait à nul autre pareil ; le revolver est d'un démodé désespérant pour nos armuriers ; l'eau de la Vienne n'est pas toujours très propre, ni suffisamment chaude ou fraîche, selon la saison ; bref, la corde règne à peu près en souveraine dans l'imagination de ceux de nos malheureux compatriotes que détraque l'idée du suicide :

« L'exemple, dit le Dr Ebrard, a tout pouvoir sur notre imagination ; c'est là une observation de tous les jours et de tous les instants. L'exemple d'un individu qui se tue entraîne fatalement d'autres exemples ; l'homme est essentiellement imitateur. Il y a dans les faits d'imitation inexplicables et cependant incontestables, quelque chose de mystérieux, une attraction qui ne peut mieux se comparer qu'à cet instinct irréfléchi et tout puissant, qui nous invite, à peu près à notre insu, à répéter les actes dont nous avons été témoins et qui ont agi vivement sur nos sens et sur notre imagination. Cette action est si générale et si vraie, que nous en subissons tous plus ou moins le joug. Il y a une espèce de fascination dont certains esprits faibles ne peuvent se défendre. »

Ce praticien cite ensuite des faits nombreux. C'est d'abord cette épidémie de suicides de Lyon, où les femmes dégoûtées de la vie se précipitaient en foule dans le Rhône ; c'est ensuite l'épidémie de Marseille où nombre de filles se tuèrent par dépit d'amour ; et puis l'histoire de ces quinze invalides se pendant successivement à un crochet de leur hôtel, crochet qu'on fut obligé d'enlever pour éviter d'autres malheurs. Le professeur Bouchut, de son côté, parle d'épidémies de mutilations volontaires chez des soldats qui se faisaient tous sauter le pouce ou l'index d'un coup de feu. On a observé des séries de suicides chez des sentinelles se tuant dans leur guérite.

Il fallait licencier ou dépayser les troupes pour mettre fin à ces calamités. — Nous nous rappelons tous que, dans le courant de juin, en 1882, la presse annonça qu'à raison des nombreux suicides qui s'étaient produits depuis quelque temps, il était désormais interdit de monter dans la colonne Vendôme, lieu de prédilection recherché par les victimes.

La contagion du suicide est donc hors de doute, de même d'ailleurs que celle du meurtre dont nous nous garderons de rappeler les tristes séries d'exemples (1).

Quel remède à cela ? On l'a dit depuis longtemps :

Premièrement, interdire la publicité des suicides et des crimes, tout au moins dans leurs détails ; secondement, s'appliquer, par une forte éducation morale, à tremper solidement l'esprit

____

(1) La théorie de la contagion des manifestations nerveuses (intellectuelles et morales) est fondée par M. Rambosson sur la *Transmission des mouvements cérébraux*, mouvements pouvant se transmettre sans se dénaturer, c'est-à-dire, en conservant la propriété de reproduire les phénomènes qui sont sous leur dépendance.

de nos enfants ; enfin, et surtout enseigner, avec l'hygiène de l'esprit et du corps, la perniciosité toute puissante de ces influences multiples que nous signalions d'après les professeurs Laveran et Teissier, au commencement de cet article.

LA MORT

« Nous mourrons. Mais, ô souveraine !
« O mère ! ô nature sereine,
« O toi qu'exaltent tous nos sens,
« Tu prendras nos cendres inertes,
« Pour en faire des forêts vertes
« Et des bouquets resplendissants ! »

(TH. DE BANVILLE.)

C'est mardi 2 novembre, le jour des morts.
Tout sentiment religieux mis à part, cette date,
en vous rappelant le pieux hommage que vous
devez au souvenir de ceux que vous avez perdus,
ne vous rappelle-t-elle pas aussi, ami lecteur,
quelques réflexions profondément philosophiques sur la fragilité et la vanité de l'existence.
L'homme est une ombre, un rêve, a dit Pin-
dare. Hélas ! comme il a raison le vieux poète.

Au milieu de notre vie affairée, presque constamment en haleine pour soutenir cette redou-
table concurrence vitale qui s'impose à tous, et
devient d'autant plus pressante, que le niveau

de l'instruction et des intelligences s'élève, avons-nous bien le temps de songer à la mort ?

Je me propose de vous entretenir aujourd'hui de ce sujet, peu réjouissant, j'en conviens, mais nullement lugubre, si on le considère au point de vue de la science pure. C'est vous dire que, laissant de côté les phrases élégiaques et les jérémiades superflues, nous nous placerons sur le terrain de la seule physiologie, pour résumer des notions que vous possédez peut-être, mais qu'il convient de ne pas ignorer.

La définition de la mort impliquerait celle de la vie. Or, vous savez combien les philosophes et les physiologistes de tous temps ont discuté là-dessus. De nos jours, la question est encore pendante entre les vitalistes et les organiciens ou matérialistes. Qu'il vous suffise de savoir que, pour les premiers, la vie est un principe susceptible de communiquer à la matière une forme et des propriétés nouvelles ; une force d'une nature spéciale et inconnue et surajoutée en quelque sorte à l'organisme qu'elle anime ; tandis que, pour les organiciens, la vie n'est au contraire qu'un résultat de l'organisation, se réduisant à une œuvre de pure chimie, œuvre caractérisée essentiellement par un double mouvement de composition et de décomposition continuelles et simultanées, au sein de la trame organique. En d'autres termes, le corps des êtres vivants ne serait qu'un laboratoire physico-chimique.

On doit, en tout cas, affirmer avec Ch. Robin, *qu'il n'y a vie que là où il y a organisation,* et reconnaître, par là même, un argument vraiment fort en faveur des organiciens.

Quoi qu'il en soit, après ces essais de définition de la vie, si nous voulons définir la mort, nous pourrions avancer avec les vitalistes qu'elle est *l'anéantissement des propriétés vitales* des corps organisés, et, avec les matérialistes, qu'elle n'est au fond que *l'arrêt définitif des échanges nutritifs.* Avec beaucoup d'auteurs, nous dirons tout simplement qu'elle est la cessation des fonctions, *la cessation de la vie,* affirmation banale, mais ayant l'avantage de ne rien faire préjuger à l'endroit de l'origine et de la vraie nature de la vie.

Cuvier a dépeint d'une façon saisissante la différence qui ressort à première vue de l'aspect d'un cadavre et de l'aspect d'un corps que la vie anime. Il représente une jeune femme subitement atteinte par la mort dans tout l'éclat de la jeunesse et de la beauté : « Voyez, dit-il, ces formes arrondies et voluptueuses, cette souplesse gracieuse des mouvements, cette douce chaleur, ces joues teintes de rose, ces yeux brillants de l'étincelle de l'amour ou du feu du génie, cette physionomie égayée par les saillies de l'esprit ou animée par le feu des passions; tout semble se réunir pour en faire un être enchanteur. Un instant suffit pour détruire ce prestige : souvent, sans cause apparente, le mouvement et le sentiment viennent à cesser, le corps perd sa chaleur, les muscles s'affaissent et laissent paraître les saillies anguleuses des os, les yeux deviennent ternes, les joues et les lèvres livides. Ce ne sont là que le prélude de changements plus horribles; les chairs passent du bleu au vert, au noir; elles attirent l'humidité, et pendant qu'une portion s'évapore en émanations infectes, une autre s'écoule en sanie putride qui ne tarde pas à se dissiper aussi. »

La mort peut se produire par l'usure naturelle des organes, par suite des progrès de l'âge. Les fonctions s'affaiblissent, puis s'éteignent graduellement pour ainsi dire. Il y a comme un ralentissement de plus en plus lent des mouvements moléculaires de la nutrition. C'est là la fin naturelle, la mort sénile. « Elle a lieu alors, dit le docteur Letourneau, sans maladie, sans agonie, parfois sans conscience, et même peut s'accompagner d'un certain bien être. » C'est malheureusement la façon la plus rare pour nous de mourir. La mort accidentelle ou par maladie, avec son cortège de souffrances et d'agonie, est infiniment plus commune : c'est presque le lot universel. Nous nous garderons d'entrer dans les détails multiples et trop techniques que comporte l'étude du mécanisme par lequel se produit la fin dans les maladies ou les accidents. Nous nous contenterons de rappeler la conclusion de Bichat, assez juste à un point de vue général, à savoir que l'on meurt par la cessation plus ou moins rapide des fonctions du *cœur*, du *cerveau* et des *poumons*, organes qui forment le fameux *trépied vital* du savant physiologiste que nous citons. — En dernière analyse, le professeur Dieulafoy a trouvé qu'il n'y a que deux manières de mourir : *par syncope ou par asphyxie*, la première plus brusque, la seconde plus lente, tous les états morbides aboutissant en fin de compte à l'arrêt du cœur ou à l'empêchement de l'hématose.

Maintenant, en dehors des cas pathologiques et accidentels, pourquoi le tourbillon vital représenté par le circulus de la matière ; pourquoi le double mouvement régulier de nutrition et de dénutrition qui maintient notre machine, cesse-t-il, à un moment donné, de s'équilibrer ?

« De la rénovation continue qui caractérise la vie, dit le professeur Robin, il ne résulte que l'obligation de croître d'abord et de décroître ensuite, à moins d'un parfait équilibre entre l'assimilation et la désassimilation. Aucune contradiction n'empêcherait de concevoir cette alternative comme indéfiniment répétée chez le même être, sans y interrompre jamais la continuité vitale. » Et, en effet, nous ne voyons pas, à la suite de Stahl, de Robin et de bien d'autres, comment il se fait que la restauration vivante ne soit pas indéfinie.

Eh bien ! voici l'explication que nous donne sur cette question difficile le savant Littré ;

« C'est un axiome de physique, dit-il, que tout mouvement une fois communiqué durerait sans fin, s'il n'était pas peu à peu détruit par les résistances qu'il rencontre. Il n'en est pas, il n'en peut être autrement de cette force que nous nommons la vie ; elle aussi durerait indéfiniment, si elle n'était pas détruite par le milieu résistant qu'elle traverse, et ce milieu, c'est celui des molécules que, par son essence, elle est destinée à échanger incessamment l'une pour l'autre. Ainsi, la cause de la mort naturelle est la résistance du milieu moléculaire. »

Que devient ensuite le corps, dont la vie, en se retirant, a fait un cadavre ? c'est la chimie qui répond, en nous montrant par quels procédés de son ressort se désagrègent molécule par molécule les éléments complexes des rouages organiques.

Nous nous dispenserons d'entrer dans les
détails de cette décomposition qu'activent d'autre part, des myriades d'êtres invisibles, myco-
dermes et vibrions, monades et bactéries, lesquels s'acharnent sur notre misérable dépouille,
s'y logent, s'en repaissent, pour se multiplier
dans des proportione inouïes. C'est la putréfac-
tion avec toutes ses horreurs, telles qu'a su les
dépeindre en vers d'un puissant naturalisme, le
poètes *des fleurs du mal;* mais c'est aussi le
retour au laboratoire commun de la nature,
pour des transformations nouvelles de l'éternelle
matière.

Quant à l'âme, quant au moteur psychologique, s'il existe, survit-il à la dissociation des
organes et des éléments anatomiques? Que
devient-il? où va-t-il? Qui nous fera connaître
cette contrée que signale *Hamlet,* et dont aucun
voyageur n'a repassé la frontière? — Il est permis à chacun d'avoir sur ces questions les idées
ou les aspirations qui lui conviennent. C'est, il
nous semble d'ailleurs, affaire de tempérament.
Mais il faut reconnaître que la science finit là
où commencent le sentiment ou l'hypothèse.

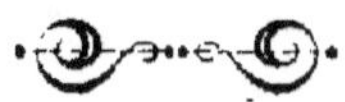

GUILLOTINE & GUILLOTINÉS

Les exécutions capitales se multiplient, et, tout dernièrement, bien des lecteurs ont pu frissonner, au récit des horribles détails fournis par trop de journaux, au sujet d'un criminel, exécuté par le bourreau d'Alger qui s'y reprit jusqu'à trois fois pour achever sa sanglante besogne.

Quand on songe, après cela, que la guillotine est encore ce que nous avons de mieux pour opérer *cito, tuto...* rapidement, sûrement... et *sans douleur !* oui, sans douleur, s'il faut en croire du moins les physiologistes dont nous vous rapporterons plus loin les explications plausibles sans doute, mais nullement sanctionnées par l'expérience *personnelle* de ces savants.

Un mot d'abord sur l'origine de l'appareil à décapiter. Vous savez certainement qu'il a pour inventeur le docteur Joseph-Ignace Guillotin, aussi sincère républicain que passionné philantrope. Né en 1738, à Saintes, il fut en 1789 député du tiers état, puis de l'assemblée nationale.

Un médecin imaginant le meilleur système pour expédier rapidement les gens dans l'autre monde ! c'est évidemment une ironie du sort ; mais ne songez pas à malice, lecteur ; ne voyez que le côté humain de la chose, en vous représentant les atrocités du supplice par la hache et par la corde, et vous ne pourrez qu'applaudir. — Guillotin n'est d'ailleurs pas le seul à qui les clients de MM. de Paris, d'Alger ou d'autres lieux aient à rendre grâce.

La guillotine, en effet, reçut quelques perfectionnements du chirurgien Louis (encore un patricien !) et ne fut adoptée que sur un rapport de cet autre médecin philanthrope. Mise en pratique, à partir de l'année 1790, l'horrible machine n'eût que trop à fonctionner, et fut gratifiée de l'appelation familière de *la Louisette* ou *la grosse Louison*.

———

2..

Sommering et Süe exprimèrent les premiers cette crainte que la vie consciente devait persister, un certain temps, dans la tête, après la décollation.

Cabanis, médecin physiologiste et philosophe des plus goûtés, donna, pour adoucir les regrets des parents des victimes de la Terreur, les raisons les plus ingénieuses en opposition à celles de Sommering et de Süe.

La question est-elle tranchée de nos jours, et le sera-t-elle jamais avec une absolue certitude ? Nous ne le pensons pas, mais voici en tout cas ce que les hommes compétents nous apprennent de plus conforme à la science, et sur quoi nous devons baser une opinion sérieuse :

« Plusieurs raisons portent à croire, dit le professeur Fort, que la tête du décapité n'éprouve aucune souffrance, et que les mouvements réflexes, qu'on y peut observer, sont exactement du même ordre que ceux que l'on déterminerait sur les autres parties du corps (au moyen de l'électricité, par exemple) :

1° Le cerveau se vide immédiatement du sang qu'il contenait, et nous savons que les fonctions cérébrales ne peuvent avoir lieu qu'à la condition du contact du cerveau avec le sang artériel ;

2° Quelle que soit la rapidité avec laquelle le couteau tranche le cou, on sait bien qu'il agit surtout par le poids considérable dont il est chargé.

Il y a nécessairement, à cet instant même, une commotion cérébrale plus ou moins violente, augmentée de celle qui se produit au moment de la chute de la tête dans le panier, et qui, à elle seule, suffirait pour amener la perte de connaissance ;

3° Si l'on songe, en outre, à l'émotion terrible que doit éprouver le patient au moment de quitter la vie, on ne devra plus supposer que le guillotiné vit encore et souffre après la décapitation.

Parlons maintenant de cette autre question : la possibilité de ramener la vie et la conscience dans la tête d'un décapité. L'expérience a été faite avec un plein succès pour les animaux, et vous connaissez tous probablement l'histoire de la première tentative de ce genre, menée à bonne fin par Brown-Séquard. Ce distingué physiologiste décapite un chien et laisse s'écouler de la tête tout le sang qu'elle contenait. Cette tête était bien morte, sans aucun mouvement, sans la moindre trace d'expression. Au bout de 8 à 10 minutes, il pousse dans les grosses artères du cou (les artères *carotides*) une injection de sang défibriné et oxygéné. Il voit alors, deux ou trois minutes après, se produire des mouvements réguliers et coordonnés des yeux et de la face. La vie renaissait graduellement ; le regard de l'animal sacrifié se tourna même vers l'opérateur, à l'appel du nom que celui-ci lui avait donné ; c'était le vrai décapité parlant... avec les yeux.

Les fonctions du cerveau, de l'intelligence, de la pensée renaîtraient-elles de même dans une tête humaine soumise à la même expérience, se demanda le Dr Gustave Le Bon ; par analogie il est permis de le croire, ajoutait-il, bien que cette expérience n'ait pas été faite.

Eh bien ! elle a été tentée cette émouvante expérimentation sur la tête d'un supplicié, remise à un chef du laboratoire de physiologie de la Faculté de Paris, et le résultat obtenu a été négatif. Il est vrai qu'à cause de l'observation des formalités prescrites, il s'était écoulé près de deux heures depuis l'instant de l'exécution. On conçoit que la substance nerveuse ait subit pendant ce temps, assez court cependant, des modifications intimes telles qu'elle n'ait pu être excitée par le contact du sang remis en circulation dans les artères du cerveau.

Il existe, toutefois, dans la science, une observation qui paraît concluante, les conditions voulues pour la réussite s'étant trouvées réalisées par les circonstances.

Nous en empruntons les détails aussi vraiment curieux qu'uniques, à la *Revue médicale*. Ils ont été communiqués par le Dr Petitgrand qui les avait recueillis lui-même en Cochinchine, il y a quelques années :

« *On venait, à cette époque, de s'emparer, de juger et de condamner à mort une bande de pirates annamites. L'exécution, (1) à laquelle le docteur Petitgrand dut assister, eut lieu aux portes de Saïgon. Pendant que l'exécuteur des hautes-œuvres de l'endroit terminait les derniers préparatifs, le docteur remarqua l'attitude énergique du chef de la bande. Celui-ci, de son côté, surpris de l'attention qu'il provoquait, fixa d'une façon particulière et tenace le docteur Petitgrand jusqu'au moment où il dut s'agenouiller et recevoir le coup fatal. La tête détachée tomba à 1 m. 20 environ du docteur, de telle sorte que, par hasard, elle se trouva dressée, le cou reposant à plat sur le sable ; ainsi, l'écoulement du sang était réduit au minimum.*

« *A cet instant les yeux du supplicié se tournèrent fixement avec la même expression qu'au-*

---

(1) Exécution qui se faisait à l'aide d'un coup de sabre appliqué sur la nuque du condamné, ce dernier, debout.

paravant vers le docteur ; et celui-ci, tout effrayé de l'intensité de vie contenue dans les yeux qui le regardaient, anxieux de savoir si ce regard était une manifestation de volonté, décrivit rapidement un arc de cercle autour de la tête, puis revint ; et, durant ce mouvement, les yeux roulant dans leur orbite ne le quittèrent pas. Puis tout à coup la face pâlit effroyablement, exprimant toute l'horreur de l'asphyxie subite, la bouche convulsée s'ouvrit en mordant le sable ; et la tête, que le mouvement des mâchoires avait déplacée, roula n'ayant plus une seule manifestation de vie. Combien de temps dura cette subsistance des phénomènes de conscience ? C'est ce que M. Petitgrand, trop ému de sa découverte, et peu prêt, sur l'instant, à la noter dans tous les détails, ne saurait évaluer mathématiquement ; il estime pourtant qu'il put s'écouler de 15 à 20 secondes depuis que la tête tranchée tomba sur le sol jusqu'au moment où les yeux du décapité l'abandonnèrent.

« Pour que cet extraordinaire phénomène ait pu se produire, il fallut la coopération de deux circonstances : l'habileté du bourreau divisant le cou tout entier sans heurt du rachis, et d'autre part, la chute directe de la surface de section sur une couche de sable hémostatique. »

Cet émouvant récit du docteur Petitgrand,

publié longtemps après les conclusions du professeur Fort, rapportées plus haut, ne fait que confirmer ces dernières, à savoir qu'un instant de survie ne serait possible après la décollation, qu'en l'absence de commotion cérébrale (produite par le heurt du couperet de la guillotine), et par un arrêt immédiat et suffisant de l'hémorrhagie des vaisseaux du cou, conditions réalisées dans l'observation qu'on vient de lire.

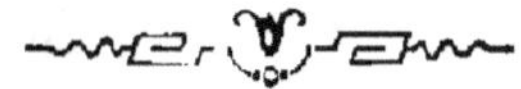

LA LONGÉVITÉ HUMAINE

La célébration du centenaire de notre savant chimiste, M. Chevreul, a remis un peu sur le tapis les questions de vieillesse et de longévité. « Mourir de vieillesse, avait dit Buffon, est une mort rare. C'est le gros lot de la vie. » D'autre part, un philosophe stoïcien de l'ancienne Rome, Sénèque, avait affirmé que l'homme ne mourait pas, mais qu'il se tuait. — Ces opinions des deux grands écrivains me paraissent corrélatives, car je crois, avec Haller, Hufeland et bien d'autres, que si l'homme n'atteint pas beaucoup plus souvent les limites extrêmes de la vie, c'est surtout à lui-même qu'il doit s'en prendre. La science de l'hygiène a reçu depuis quelques annécs un développement admirable; les ouvrages destinés à la vulgariser se perfectionnent en se multipliant. On les introduit jusque dans les écoles primaires. — Pouvons-nous espérer que la jeune génération sera moins indifférente que la nôtre au sujet des soins qu'il convient de prendre pour assurer l'entretien et le bon-fonctionnement de notre *guenille?* C'est qu'en vérité cette guenille, pour employer l'expression du poète, est loin de nous être si chère qu'il le dit ; elle est profondément négligée au contraire. C'est pour cela qu'elle souffre souvent d'abord, et ensuite qu'elle se détraque et disparaît avant l'heure. — Seule, la pratique de l'hygiène, fortement entrée dans nos mœurs, pourra nous assurer une longévité plus grande, en diminuant les prédispositions morbides dia-thésiques, et en préparant, avec la vigueur physique, la résistance aux maladies (avec ou sans microbes), qui n'attendent que l'occasion favorable pour nous atteindre. — Notre patrie bénéficierait certainement de notre amélioration physiologique, car il faut bien se dire, par ce temps de *concurrence vitale* à outrance, que les peuples sains et vigoureux par le corps aussi bien d'ailleurs que par l'intelligence, seront véritablement les seuls forts et les seuls victo-rieux. Le rôle patriotique et social de l'hygiène n'est donc plus à démontrer.

Si le calcul de Flourens est fondé, l'homme sain et vivant d'une façon normale devrait avoir une existence cinq fois plus longue que le temps employé à la croissance. Nous mettons 20 ans à croître, nous devrions, en conséquence, devenir centenaires. Cette observation s'applique aux animaux. Ainsi le chameau, croissant pendant 8 ans, vit 40 ans ; le cheval mettant 5 ans, n'atteint que 25 ans. Il faut d'ailleurs compter avec les heureuses exceptions, puisque on a vu des chevaux durer plus de 60 ans et des hommes dépasser de beaucoup ou très sensiblement l'âge de cent ans. — Voici du reste les noms de quelques-uns de ces favorisés :

Joseph Sarrington, mort en Norwège à plus de 150 ans.

François Consit, mort en Angleterre à 150 ans.

Thomas Winslow, mort en Irlande à 148 ans.

James Lausence, mort en Ecosse à 140 ans.

Jacques Juratien, mort en France à 125 ans.

(Et Mathusalem, ne l'oublions pas, ses 930 ans valent bien la peine d'être signalés aux croyants) !

Le docteur Saffray parle d'une couturière, Marie Briou, morte dans la Haute-Garonne, en 1838, à l'âge de 158 ans. « Par une heureuse prévoyance, elle avait, dit-il, placé à 68 ans, son bien à fonds perdu ; les emprunteurs furent obligés de lui servir une rente pendant 90 ans, de sorte que, pour un capital de dix mille francs, ils avaient déboursé des sommes représentant, par l'accumulation des intérêts capitalisés, environ un demi-million. » Elle avait été bien inspirée, la couturière.

Il ne faut pas oublier d'ailleurs que chez certains individus la longévité est de règle en quelque sorte par hérédité, et indépendante à peu près des conditions hygiéniques bonnes ou mauvaises du sujet. « Tout démontre alors, dit le docteur Lucas, dans un savant ouvrage, que la longue·vie tient à une puissance interne de la vitalité, puisque ces individus privilégiés l'apportent en naissant. Elle est si profondément empreinte dans leur nature qu'elle s'y révèle dans tous les attributs de l'organisation. »

Parmi les animaux remarquables par leur longévité, on cite les corbeaux, les aigles, les tortues comme pouvant devenir centenaires; les cygnes ont atteint jusqu'à l'âge de 300 ans; c'est aussi la limite possible pour l'éléphant. Dans les poissons, les carpes ont vécu deux siècles et au-delà.

Les statistiques entreprises, au sujet de la longévité humaine dans les divers pays du globe, ont été en faveur de l'Angleterre, de la Suède et de la Norwège. Les mêmes statistiques ont révélé aussi que les individus mariés vieillissaient

en plus grand nombre que les célibataires, et
que les femmes duraient plus que les hommes[1].
Enfin elles ont démontré encore, ces indiscrètes,
qu'au point de vue des professions, les médecins, qui donnent aux autres de si bons conseils,
sont justement ceux qui ont le plus de chances
de mourir jeunes. O cruelle ironie du sort !

Si vous voulez maintenant, ami lecteur, une
ordonnance longévitale, selon l'expression du
docteur Monin, voici celle que donnait en résu-
mé, à ses lecteurs du *Gil Blas,* ce praticien
distingué et vulgarisateur :

« *Eviter les climats extrêmes, peu favorables
à la longévité ; fuir les vicissitudes atmosphé-
riques et les brusques changements météoriques ;
— habiter la campagne, en évitant les lieux bas
et humides ; mener une vie douce, exempte de
soucis et d'excès ; — Fuir les professions insa-
lubres ; — observer un régime sobre, en se
rappelant que « la gueule, comme le dit Bran-
tôme, a fait plus de victimes que le glaive ; » —
s'abstenir des veilles et des fatigues exagérées ;
— suivre les préceptes de la propreté ; — s'ar-*

---

(1) Sur les 3,103 centenaires que les staticiens relevaient
dans la population de l'Europe (qui compte 242 millions
d'habitants), il y avait 1,864 femmes et 1,224 hommes (soit
640 en faveur des femmes).

ranger pour avoir l'esprit calme, le cœur gai, la conscience contente et tranquille ; fuir les émotions du jeu et de la politique ; se lever avec l'aube et se coucher de bonne heure : respirer un air fréquemment renouvelé et s'exposer le plus possible à la lumière vivifiante du soleil. »

Je souhaite que la citation vous soit profitable et que l'exemple un peu singulier, j'en conviens, des médecins donneurs de bons conseils et menant la vie courte, ne vous refroidisse pas pour l'étude si véritablement utile et si intéressante de l'hygiène.

LE SURMENAGE INTELLECTUEL

Physiologie du surmenage. — Recrutement et statistique.— Conséquences du surmenage cérébral. — Les brillants sujets du haut enseignement. — Un excellent projet du général Boulanger. — Le « Caveant consules » renvoyé aux Conseils académiques.

Tout organe qui fonctionne d'une façon exagérée, dit le professeur Reindfleisch, *se fatigue au bout d'un certain temps et a besoin de repos pour se remettre et redevenir capable d'un nouveau travail. Si ce repos lui est refusé, si des excitations continuelles, bien que physiologiques, viennent lui demander de nouveaux efforts, il se plie jusqu'à un certain point à ces exigences et travaille davantage ; mais il est à craindre que ce surmènement n'entraîne, pour l'organe lui-même, et pour l'économie tout entière, des conséquences fâcheuses et durables.*

Tout cela est absolument juste et journellement confirmé par l'observation clinique. Qu'il y ait quelques exceptions à la règle générale, cela n'empêche pas le moins du monde la loi physiologique énoncée plus haut de reposer sur la base solide de faits que chacun peut contrôler, sans être un praticien ou un savant de profession. Qu'il s'agisse de surmenage physique, musculaire, ou de surmenage intellectuel, cérébral, l'excès de fatigue a toujours pour résultat d'altérer d'abord l'excitabilité et ensuite de diminuer le travail utile de l'organe forcé. « Transportée dans la pathologie, dit le docteur Schmidt, l'élégant traducteur de Reindfleich, cette notion de surmènement et de fatigue est pleine de faits et d'enseignements pratiques. »

C'est bien évidemment sous l'influence de cette même conviction que l'Académie de médecine a décidé, sur la proposition de MM. Javal et Larrey, que l'importante question du surmenage intellectuel serait mise à l'ordre du jour de ses discussions et qu'une commission serait nommée pour présenter des conclusions servant de base à cette discussion.

Les recherches de M. Lagneau, touchant l'influence nocive de nos modes d'éducation sur le développement physique de nos jeunes gens, ont, en effet, donné lieu à des statistiques éloquentes par leurs chiffres, et démontrent que l'aptitude au service militaire est d'un quart moins fréquente chez les bacheliers que chez les autres. Ces derniers, sur mille individus, en fournissent en général 540 pour l'admission, soit dans le service actif, soit dans le service auxiliaire de l'armée, alors que 460 sont exemptés ou ajournés. Parmi les jeunes gens pourvus de leur baccalauréat, l'admission se réduit à 423, tandis que les exemptés ou les ajournés s'élèvent à 575.

En Prusse, cette proportion est encore plus fâcheuse, puisque M. Finkelsburg a fait connaître que sur mille sujets instruits se présentant au volontariat, près de huit cents sont reconnus impropres au service militaire. — Ne nous étonnons pas ensuite, si, dans certains milieux du haut enseignement, comme l'école normale supérieure, l'école polytechnique, par exemple, la contention intellectuelle excessive, jointe à la sédentarité, préparent assez souvent de mauvais jours pour les brillants élèves de cet enseignement. Ces élèves sont parfois même, dès l'école, empêchés par la maladie, de passer leurs examens; quant à l'avenir qui attend plus d'un d'entre eux, le Dr Martin (ancien médecin de l'école polytechnique), le professeur Charcot, les docteurs Henrot et Beard ont insisté sur la fréquence de l'épuisement nerveux, de la neurasthénie, du ramollissement cérébral précoce et de la phtisie, tous états pathologiques auxquels sont prédisposés les laborieux jeunes gens sur lesquels la patrie peut fonder un espoir quelquefois chimérique, comme on voit.

C'est ce qui explique aussi pourquoi les sujets les plus remarquables, sortis de nos premières écoles, se montrent souvent inférieurs, par la suite, à d'anciens condisciples plus modestes, mais chez lesquels une application cérébrale plus tempérée a contenu la puissance nerveuse dans un juste équilibre. Et puis, d'ailleurs, ne faut-il pas toujours, sur cette question, comme sur tant d'autres en médecine et en hygiène, tenir compte de la résistance ou de la faiblesse organiques héréditaires ou acquises, et créant tantôt d'heureuses immunités, tantôt des chances fâcheuses, selon les constitutions individuelles si variables.

Quoi qu'il en soit, les députés, MM. Millerand, Javal, de Lanjuinais, Freppel, et le ministre lui-même de l'instruction publique, M. Berthelot, nous paraissent avoir le sentiment juste du danger du surmenage intellectuel, en déclarant urgentes les réformes à apporter dans notre système d'éducation actuellement en vigueur. Le ministre de la guerre, le général Boulanger, vient efficacement à leur aide avec son projet d'instruction militaire préparatoire qui impose, dès l'âge de dix-sept ans, des exercices, marches, manœuvres militaires, tous moyens physiques excellents (sans préjudice au gymnase) pour prévenir, dans les établissements d'instruction, les inconvénients, les dangers même, de la sédentarité et d'un travail cérébral trop exclusif.

En conséquence, nous espérons voir bientôt se calmer cette propension irréfléchie des conseils académiques, à étendre sans relâche les programmes d'examens dont les matières encyclopédiques de plus en plus écrasantes menacent de saper, avant l'âge, l'intelligence et la virilité de la jeunesse française. — Le vieux proverbe : *Qui trop embrasse, mal étreint,* sera éternellement vrai. Il faut que l'Université ne perde pas de vue que la patrie a encore plus besoin d'hommes robustes et pratiques que d'érudits, et que, s'il convient de pourvoir nos enfants d'une instruction littéraire et scientifique suffisante, il convient aussi de ne pas multiplier, outre mesure, les difficultés pour l'acquisition de diplômes qui, en somme, sont loin de prouver toujours la capacité de ceux qui les obtiennent, et ne donnent nullement les aptitudes spéciales à exercer, avec distinction et dans l'intérêt général, les fonctions dévolues à chacun dans le classement social définitif.

LE NATURALISME EN LITTÉRATURE

AU POINT DE VUE PHYSIOLOGIQUE ET MÉDICAL

Le naturalisme qui n'est point chose nouvelle, il s'en faut, ainsi que l'a établi historiquement M. Zola lui-même, semble un genre décidément fixé à notre époque, et n'est d'ailleurs, en littérature qu'un corrollaire des théories scientifiques, positivistes et évolutionistes dont A. Comte, Lamark, Darvin et Spencer peuvent justement revendiquer la paternité.

Serrer de près la nature dans les manifestations artistiques de la pensée humaine ; faire du roman un document psychologique en mettant en scène non des marionnettes de convention, mais des personnages en chair et en os, que chacun reconnaîtra faits du même sang et des mêmes nerfs que les siens ; déduire logiquement les passions de ce sang et de ces nerfs, en tenant compte de l'influence capitale des milieux ; telles nous paraîssent être les conditions vraies du naturalisme, c'est-à-dire de la doctrine littéraire qui prend pour base l'observation et l'expérience.

On a crié à l'imitation servile et à l'immoralité. La vérité doit passer avant tout. Si une œuvre est vraie, ne réclamez pas ; tâchez seulement qu'elle ne s'égare pas entre toutes les mains. Mais n'allez pas croire surtout que le naturalisme se rapetisse autant que l'ont dit ses détracteurs, et se borne à faire des inventaires d'huissiers scrupuleux, comme, par exemple, celui du fameux Ouellard, sur le reflet des rayons solaires dans un ruisseau de faubourg, à trente centimètres de la bouche d'un égoût. La description ne laissait rien à désirer :

« Après s'être décomposées dans un vieux tesson de bouteille, les couleurs rebondissaient sur une côte de melon, s'arrêtaient sur un pied de salade et s'enfonçaient comme des flèches d'or dans la boue noire. — Des bourgeois passaient et ils ne voyaient rien », ajoutait Ouellard d'un air profond.

C'est là sans doute une boutade spirituelle de M. Valery-Radot, mais ce n'est pas là le naturalisme. Il se propose, Dieu merci, tout autre chose que d'enregistrer servilement les petits ou les bas côtés des choses de la nature morte ou de la nature animée, et il se justifie d'ailleurs par des chefs-d'œuvres qui s'appellent : *Madame*

Bovary, la Curée (les Rougon-Macquart), *Madeleine Ferrat, Renée Mauperrin, Germinie Lacerteux, Fromont jeune et Rissler ainé, le Nabab, Boule-de-Suif, Marocca, la Maison Teillier*, etc.

Tant que le roman naturaliste, sur le terrain des passions humaines, s'applique à analyser aussi fidèlement que possible les manifestations psychologiques déduites des tempéraments et des milieux, à leur donner pour cadre des peintures vraies et fortes de tout ce qui les entoure, les incite et les harmonise, il se tient là sur une base ferme que doivent étayer assurément de solides connaissances en physiologie et en pathologie spéciale. Aussi ne sommes-nous pas surpris, par exemple, lorsque nous assistons, dans *la Curée,* de M. Zola, au brutal dénoûment de l'amour incestueux de Maxime et de Renée, dans ce cabinet d'un restaurant du boulevard, dont, avec un art consommé, le romancier nous donne une description qui vaut seule un chef-d'œuvre ; dénoûment monstrueux au point de vue moral, mais naturel, logique au point de vue physiologique, si l'on a bien suivi les phases de la passion inconsciente d'abord, puis grandissante, impérieuse et enfin tyrannique chez les deux misérables que leur névropathie originelle, entretenue par leur milieu vicié, a frappés d'inertie et d'abaissement.

D'autre part, nous reconnaissons également la justesse de la thèse que veut prouver M. Escoffier, dans ses *Femmes Fatales*, lorsqu'il nous montre une jeune fille sauvée par un entraînement gymnastique et hydrothérapique bien compris. Une rationnelle application de l'hygiène préventive a suffi a préserver une organisation défectueuse des détraquements nerveux qui ont tué la sœur dès l'adolescence et précipité la mère dans un abîme de luxure et de folie.

Je ne crois pas qu'il soit utile de multiplier les exemples. Cherchez dans les œuvres que j'ai nommées plus haut, et vous trouverez presque constamment la note juste et vraie au point de vue physiologique dans les études de tempéraments qui vous sont présentées et dans les effets qu'ils engendrent.

Mais à côté de ces observations aussi sagaces que pleines d'intérêt, nous rencontrons chez des écrivains de la même école, des choses bien fortes, témoin, par exemple, cette nouvelle de M. Dubut de la Forêt, ayant pour titre : *Une livre de Sang*. Il s'agit d'un vieillard, frappé d'aliénation mentale et qui va succomber au délire des grandeurs. Un savant, son fils, lui rend la raison en lui transfusant de son propre sang. Le fou est guéri, mais le savant meurt victime de son sacrifice.

Il y a là une grosse hérésie de pathologie et de thérapeutique clinique : une transfusion de sang rendant la raison à un fou ! Des cellules nerveuses altérées et déchues se régénérant par ce moyen ! et par-dessus le marché, l'auteur de cette cure miraculeuse, à qui quelques palettes de sang coûtent l'existence ! Il avait bien mal fait son compte, ce savant.

Le même M. Dubut de la Forêt a cru encore faire œuvre de science, en écrivant un livre étrange : *Le Gaga*, dont la publication a été suspendue. Il est question d'une femme absolument honnête, d'une *Sainte femme,* pour employer l'expression même de l'auteur, d'une sainte femme qui s'initie, auprès des prostituées, à tous les secrets de leur métier infâme, qui immole toute pudeur, et cela pour retenir près d'elle son mari, un satyriasique forcené, dans l'espoir de le sauver du cabanon et du bagne ; — du bagne peut-être bien ; — du cabanon, pas le moins du monde, les lubricités *conjugales* du comte de Mauval étant, sans aucun doute, tout aussi préjudiciables à son système nerveux, que celles qu'il allait chercher dans les lieux perdus du vice. — Eh bien ! malgré les éloges des critiques du *Gil-Blas,* du *Siècle,* du *Figaro,* etc., nous tenons l'œuvre du Gaga, avec le peu que nous en savons, pour une œuvre impossible, d'imagination outrée, à laquelle la science n'a rien à voir, si ce n'est au point de vue de l'influence des passions génésiques sur le système cérébro-spinal, ce qui est démontré depuis longtemps.

En terminant, j'insisterai encore en disant que l'écrivain naturaliste, pour produire selon l'esprit de son école des œuvres vraiment sérieuses, devra s'inspirer avant tout de l'expérience éclairée par de fortes études physiologiques (et médicales dans une certaine mesure), et j'ajouterai, avec un historien de la médecine, M. Guardia, que « *l'empirisme contre lequel se récrient des esprits présomptueux, est au fond toute la philosophie, et qu'il n'y a que ce terrain sur lequel on puisse bâtir si l'on veut rester dans les conditions humaines.* »

Qu'importe, après cela, que des critiques prédisent que le roman naturaliste est près de finir et, partent de là, comme M. Fuster, pour faire l'apologie des *Œuvres du rêve*, du rêve qu'il appelle la vie, du rêve, ajoute-t-il, qui *remplit tous les beaux vers et toutes les phrases sonores.*

C'est justement là ce qui le condamne. Il y aura toujours des rêveurs, il est vrai, et c'est, d'ailleurs, une question de tempérament, mais cela n'empêche pas le positivisme d'être une doctrine fondée, envahissante, substituant la juste interprétation des faits à tous les préjugés et à toutes les entités qui encombraient naguère encore la philosophie et la littérature. Auguste Comte et Littré, son disciple, sont les génies du siècle. Nous ne pouvons pas nous figurer que la précieuse semence qu'ils ont pris tant de peine à répandre ne portera que des fruits éphémères. Les siècles futurs ne peuvent être que des siècles scientifiques, si le progrès est autre chose qu'un vain mot. Voilà pourquoi le roman naturaliste n'est pas près de finir, pourquoi il vivra, au contraire, en se perfectionnant et en accumulant ce que M. Zola appelle des *documents humains*, à la lumière desquels s'éclaireront à la fois l'hygiéniste, le philosophe et le législateur.

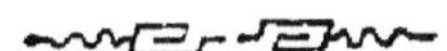

ÉTUDIANTES & DOCTORESSES

A propos du récent roman : *Émancipée* (de M. Bentzon)

Emancipée ! C'est là un titre bien trouvé, s'appliquant admirablement à l'héroïne du livre de M. Bentzon. Ce livre sera un des succès de l'année, il n'en faut pas douter ; l'auteur a touché à un cas déjà très scruté, mais sur lequel, néanmoins, la discussion est toujours ouverte.

La bachelière, la femme médecin reste, quoi qu'on en dise et qu'on en pense, un des étonnements de la fin de ce siècle, si blasé pourtant. L'avenir verra-t-il se multiplier ces exploits féminins, et la science, la politique même, seront-elles cultivées avec une ardeur croissante par le beau sexe, au point de rendre absolument possible sa confusion avec le sexe laid ? Nous ne pouvons l'assurer, mais si la chose arrive, nous espérons bien que les couturières feront place à nos tailleurs, et que ces derniers sauront trouver l'inspiration nécessaire pour mettre les modes nouvelles en harmonie avec le tempérament de nos savantes et de nos politiciennes.

Qui sait même si, à la longue, les rôles ne se trouveront pas renversés ? Où allons-nous ? pauvres hommes ? Où plutôt, où nous menez-vous, fortes femmes ?

Prenons garde, le temps est un facteur bien puissant et la théorie de l'évolution n'est pas une couleur, à en croire Herbert Spencer, simple philosophe masculin.

**

Donc, M. Bentzon a voulu, lui aussi, mettre en scène une étudiante de sa façon, et plut à Dieu que ces demoiselles fussent conformes au type qu'il a si bien su présenter et auquel on s'attache, en dépit du grec, du latin, des sciences philosophiques, physiques, biologiques, qui ont accaparé l'intelligence, mais non pas l'esprit et le cœur d'Hélène. Cette belle fille est restée femme, et la femme, chez elle, a eu raison de la savante.

Combien elles doivent être rares, les étudiantes qui lui ressemblent ? — Nous n'émettons, après tout qu'une opinion personnelle. Libre à chacun de penser le contraire.

**

Nous en avons connu de ces futurs Esculapes
en jupon. Il nous revient encore, avec quelle
stupéfaction, arrivant de notre province, peu
féconde en phénomènes de ce genre, nous aper-
çumes trois jeunes filles ou jeunes femmes, assis-
tant, à des places privilégiées, au cours de feu
le professeur Sappey, au grand amphithéâtre.

Je ne vous dirai pas à côté de quelles horreurs
anatomiques se trouvait justement la plus jolie,
mais je vous déclare qu'à sa place, ou à la place
de ses camarades, j'eusse carrément mis des
culottes et une forte moustache, pour assister ce
jour là aux démonstrations du professeur. En
vérité, au milieu de cette enceinte remplie de
jeunes hommes sceptiques, et par cela même,
peu charitables; en présence des exhibitions
supranaturalistes que nécessitait le cours, les
braves damoiselles avaient absolument perdu
le sentiment de leur sexe, sous le feu sacré de
la science.

*
* *

Ces trois étudiantes appartenaient, autant
qu'il m'en souvienne, à trois nationalités diffé-
rentes. La plus remarquable, mais non pas la
plus séduisante, était Anglaise. Petite, d'un
corps malingre, d'un facies pâle de gamin mala-

dif, et affligée d'une myopie excessive, la plus
ou moins jeune miss ou mistress, était une
bûcheuse dans toute l'acception du mot. Point
de clinique, de cabinet de lecture ou de biblio-
thèque, où on ne la rencontrât bien un jour ou
l'autre, piochant ferme, le nez enfoui dans des
in-folios redoutables, prenant des notes à chaque
instant, et remplissant, de sa fine écriture, avec
une ardeur bénédictine, les nombreux feuillets
extraits d'une serviette bondée de paperasses et
de brochures. *Labor omnia vincit improbus;*
aussi est-elle arrivée à une haute situation,
l'anglaise. Son nom est coté dans la presse
médicale; elle publie des travaux et envoie des
communications aux sociétés savantes. Qui sait?
Moins raide que l'Académie française où : *les
jupons n'entrent pas,* a dit un chansonnier au
sujet de George Sand; qui sait? l'Académie
de médecine ouvrira peut-être ses portes à cette
fille d'Albion, comme membre correspondante.

La Française et la Russe qui complétaient la
trilogie étaient de physionomie plus avenante. La
première, assez jolie brune, au regard doux et son-
geur, semblait travailler sans trop d'ardeur et de
conviction. Que diable venait-elle faire dans
cette galère? — La Russe, grande femme à la démarche décidée, au regard clair et vif et aux
traits masculins, devait se sentir certainement

plus dans son milieu que ses camarades. Elle était richissime, disait-on, cette boyarde, à laquelle il prenait quelquefois fantaisie de se faire conduire aux cours de la faculté, dans un splendide équipage. Aussi quelles ambitions n'excitait-elle pas par son faste et sa réputation dans le cœur de notre pauvre ami *Bois-de-Pipe* (ne pas confondre avec Pipe-en-Bois), étudiant et bohème, type Schaunard, qu'on rencontrait le matin aux cliniques, qui courait le cachet dans la journée, et qu'on pouvait retrouver, le soir, faisant sa partie de second violon dans un bal de troisième ordre.

Qu'êtes-vous devenues, aujourd'hui, nos contemporaines *Aramintes* du pays latin ? Qu'es-tu devenu Bois-de-Pipe ? Te souvient-il de ces moments d'humeur au sujet de ces dames que ton imagination fantaisiste gratifiait d'un troisième sexe ? Tu en a pris ton parti, j'espère, de la femme docteur, et tu ne te tourmentes plus si :

> Toute la grammaire en querelle
> Ne sait à quel genre aller,
> Et ne sait comment l'appeler,
> Ou Monsieur ou Mademoiselle (1).

---

(1) Vers cités d'un anonyme.

Nos Ennemis, à la Campagne

« Latet anguis in herbâ. »

O rus quando te adspiciam! Tel est le vœu impatient de beaucoup de nos citadins pendant la semaine, lorsque, rivé à son comptoir, à son atelier, à son bureau, le boutiquier, l'ouvrier, l'employé voient le soleil inonder de ses rayons, avec une prodigalité magnifique, nos rues du vieux Limoges, où commande l'inexorable destinée du travail. Le gros rentier a déjà gagné les frais ombrages de ses domaines ; le riche opulent s'est lancé dans quelque aventureux voyage, sous des climats où il va prodiguer son or, sans trouver toujours le plaisir qu'il cherche. L'un et l'autre, de même que le commerçant aisé, fréquentent volontiers aussi nos belles plages normandes ou nos stations thermales les plus renommées.

Le travailleur de la cité, lui, borne son ambition, le dimanche venu, à franchir la première ou la deuxième station du chemin de fer, pour respirer un air plus pur, et rechercher la fraîcheur et la solitude bienfaisantes de quelque bois pittoresque près des bords de la Vienne, de la Briance ou du Taurion.

La débauche est complète, s'il a pu s'offrir, avant de reprendre le train, la friture et le poulet traditionnels, arrosés d'un petit vin aussi clairet que possible et qui a parfois des avantages... *laxatifs,* à rendre jalouses les sources de Pullna et d'Hunyadi elles-mêmes. Vous en savez quelque chose, bons indigènes des coteaux de Verneuil, de Saint-Junien, et d'Etagnac!

Ces campagnes que vous parcourez si joyeusement, le jour du repos, ami lecteur, ont bien peu d'hôtes nuisibles, et vous offrent une sécurité à peu près absolue. A part la vipère, le seul ophidien dangereux dans notre doux pays de France, vous n'êtes exposé qu'à rencontrer ou de belles couleuvres, aussi utiles aux champs qu'inoffensives pour l'homme, ou bien quelques insectes taquins, réellement plus incommodes que redoutables, dont il sera question plus tard. Voilà tous les *ennemis* que nous avons à vous signaler, ennemis que, d'ailleurs, vous connaissiez déjà et sur lesquels nous ne pouvons que vous fournir quelques notions supplémentaires empruntées à l'histoire naturelle et à la médecine. A tout seigneur tout honneur ; la vipère va seule nous occuper aujourd'hui.

Nous comptons en France trois espèces de vipères :

1° La vipère commune ou *Aspic,* répandue un peu partout, surtout dans la Vendée et aux environs de Paris (forêts de Montmorency et de Fontainebleau) ;

2" La vipère *Péliade* ou petite vipère, la moins dangereuse, particulièrement commune dans les départements du Midi ;

3° La vipère *Ammodyte,* qui ne se rencontre guère que dans le Dauphiné et qui présente comme caractère spécial, très propre par conséquent à la faire distinguer, un prolongement à l'extrémité du museau, espèce de corne molle et écailleuse.

La vipère-aspic ou simplement l'aspic, qui nous intéresse spécialement en Limousin, est un serpent dont la longueur varie de 50 à 70 centimètres, sa tête est plate, triangulaire, excédant notablement la largeur du cou, et couverte de petites écailles lisses et imbriquées. Elle présente, en outre, deux bandes noires réunies en V à la partie antérieure. Le museau est tronqué et garni de plaques, dont deux sont perforées par les narines. Entre les yeux s'observe une plaque hexagonale. Le reste du corps est revêtu d'écailles carénées et imbriquées, à l'encontre de ce qui existe chez les couleuvres. La coloration, qui offre de très nombreuses variations, suivant les contrées, est ordinairement roussâtre ou nuancée de gris et de noir. Ligne plus ou moins foncée en zigzags sur le dos et taches irrégulières sur les flancs. La région caudale est garnie de deux rangées de plaques.

La *Péliade* se différencie de l'aspic et de l'ammodyte par la présence sur la tête de grandes plaques au lieu de petites écailles imbriquées.

La démarche des serpents venimeux de nos pays est caractéristique et assez propre à les faire distinguer à première vue.

« Ils avancent, dit M. Juillerat, le corps et la tête collés au sol, en décrivant un S dont les branches reviennent sur elles-mêmes, tandis que les couleuvres glissent, la tête élevée et en traçant sur le sol des sinuosités très allongées. Les mouvements des vipères sont lents. »

La vipère est *ovovivipare,* c'est-à-dire que ses petits éclosent dans l'oviducte et sortent vivants du corps de la mère, munis encore des débris de l'enveloppe de l'œuf. La portée est de 20 à

30 petits, dont la longueur varie elle-même de 10 à 14 centimètres. La gestation dure de trois à quatre mois (l'accouplement se fait au printemps).

La mère veille avec beaucoup de sollicitude sur sa progéniture. « A l'approche du danger, dit un auteur, elle écarte les mâchoires, et les petits se précipitent dans l'œsophage, puis dans l'estomac qui est très dilatable et où ils trouvent un asile assuré. » Elle se nourrit de petits mammifères (mulots, taupes), de lézards, de crapauds, de grenouilles et même de vers et de mollusques. Sa digestion est des plus laborieuses et la plonge dans un engourdissement qui la paralyse pour sa défense. A jeun, au contraire, la vipère déploie une agilité remarquable : « Quand elle aperçoit sa proie, dit l'auteur déjà cité, elle s'enroule sur elle-même, puis, subitement se détend comme un ressort, ouvre largement la bouche, redresse ses crochets et en frappe sa victime comme d'un marteau ; alors elle l'abandonne et attend, pour l'engloutir, que le venin ait produit son effet mortel. »

En hiver, les vipères habitent des trous profonds où elles restent engourdies et enlacées jusqu'au retour des jours chauds. On est exposé à les rencontrer, pendant l'été, de préférence sur les coteaux secs et boisés, dans le voisinage de nos cours d'eau, et surtout dans les sentiers rocailleux qui mènent aux ruines de Châlusset, ce pèlerinage archéologique si goûté de nos touristes Limousins.

Le venin de la vipère n'est pas un poison pour les animaux invertébrés, mais il agit sur les vertébrés d'autant plus rapidement que leur température est plus élevée. C'est pour cela que les oiseaux succombent si rapidement, tandis que les animaux à sang froid comme les crapauds, les grenouilles, résistent beaucoup plus longtemps et peuvent même ne pas succomber.

Les expériences d'inoculation du venin de la vipère faites par Fontana sur la vipère elle-même ont été négatives, et prouvent par conséquent que ces ophidiens ne peuvent s'intoxiquer entre eux.

Les animaux qui sont morts à la suite d'une morsure semblent pouvoir être mangés impunément.

Ce qui est encore mieux démontré, c'est la complète innocuité du venin que nous étudions, lorsqu'il est introduit dans les voies digestives (à la condition expresse toutefois que la muqueuse qui tapisse ces voies soit absolument saine, c'est-à-dire, ne présente aucune excoriation).

Redi et plusieurs autres expérimentateurs en ont absorbé de fortes doses sans le moindre inconvénient. — Il faut donc, pour que l'empoisonnement ait lieu, que le venin soit versé directement dans la circulation du sang, ce qui se produit par la pénétration des crochets de la vipère dans les tissus de sa victime. Cette notion, d'ailleurs, n'était pas ignorée des anciens, il y a bien des siècles, puisque Lucain l'a fait exprimer par Caton qui, dans les déserts de la Lybie, rassurait les derniers soldats de l'armée de Pompée. Nous citons le passage :

« Sous cette zône, dit le poète, les rayons du soleil devenaient plus ardents, les sources d'eau plus rares. Au milieu des sables, on arrive à une oasis infestée de serpents. Les soldats qui ont vu sur les bords de la source se dresser les terribles ophidiens, redoutent de boire une eau qu'ils croient empoisonnée. Caton leur explique que leur frayeur est vaine. *Sans doute*, dit-il, *la morsure des serpents est venimeuse, le poison que leur dent distille est mortel, mais seulement quand il se mêle avec le sang, mais l'eau dans laquelle ils nagent ne l'est pas.* »

Si on enlève à la vipère ses crochets venimeux, on peut la manier ensuite sans danger pendant quelque temps ; mais l'impunité n'est pas de longue durée, car d'autres crochets viennent remplacer ceux qui faisaient défaut.

Lorsqu'une vipère est morte depuis peu, on

ne doit lui toucher la tête qu'avec précaution. Le professeur Bocquillon assure, en effet, que ses muscles jouissent encore pour une certaine durée de la propriété de se contracter. Une piqûre est possible en conséquence.

Enfin, le venin semble garder pendant un temps assez long ses propriétés actives, bien conservé qu'il est dans les fins canalicules dont sont creusées les dents venimeuses (conservation identique à celle du vaccin dans les tubes capillaires).On cite des blessures mortelles occasionnées en maniant des crochets de serpents morts depuis plusieurs années.

Le Dr Viaud-Grand-Marais, l'auteur du remarquable article : SERPENTS VENIMEUX, du *Dictionnaire encyclopédique des Sciences médicales*, expose de la façon suivante les circonstances qui font varier, très sensiblement parfois, les effets de l'intoxication. Ces circonstances tiennent :

1º A l'âge, à la grosseur, à la force et à l'état d'excitation du reptile;

2º A la durée et à la profondeur de la blessure (les éraillures qui ne font qu'effleurer le derme sont sans gravité);

3º Au nombre de piqûres (surtout si elles sont faites par plusieurs serpents);

4º A la dépense plus ou moins récente du venin. (Un serpent est d'autant plus à craindre qu'il y a plus longtemps qu'il n'a mordu. Quand il se jette sur plusieurs animaux, les derniers atteints sont les moins malades et la morsure finirait par n'être plus qu'une plaie simple).

La gravité de la morsure est plus grande chez les enfants et chez les personnes débilitées et impressionnables que chez celles qui sont douées d'une forte énergie morale.

D'autre part, il faut signaler que les chaussures, les vêtements (ceux de laine surtout), sont un obstacle à la pénétration profonde des crochets venimeux et peuvent atténuer beaucoup ou même annuler les effets de l'attaque.

Les symptômes observés à la suite de la morsure de la vipère consistent en une douleur le plus ordinairement légère, comparable à une blessure de ronce ou d'aiguille. L'empreinte des crochets venimeux est représentée par deux petites piqûres, parfois assez difficiles à reconnaître, piqûres faisant par exemple constamment défaut, s'il s'agit d'une morsure de couleuvre, celle-ci étant dépourvue de crochets aussi bien que de venin. Si la personne atteinte est pusillanime, elle peut éprouver, sous l'influence de la seule frayeur, une syncope, de l'exaltation nerveuse et quelquefois un tremblement général. La plaie donne lieu ensuite à un gonflement œdémateux, pouvant envahir tout le membre et laissant écouler une sérosité roussâtre.

Bientôt surviennent les symptômes généraux : refroidissement, angoisse, oppression, syncope. jaunisse, et, dans les cas graves, délire et prostration complète. Les yeux s'excavent alors, le faciès s'effile, l'anéantissement est à son comble. Craignez surtout une terminaison funeste si la langue devient fuligineuse et l'haleine fétide.

Ce tableau, quoique donné en raccourci, est assez sombre. Que le lecteur ne s'effraie pas cependant outre mesure, car il est extrêmement rare, dans nos contrées, que la mort résulte de la morsure de la vipère, si des soins intelligents ont été donnés dès le début.

Aussi, allons-nous insister sur les détails du traitement immédiat, c'est-à-dire du traitement local d'où dépend tout le reste.

Premièrement, et le plus tôt possible après l'accident, il faut s'opposer à la pénétration du venin plus avant dans l'économie. On y réussit en arrêtant le cours du sang dans les vaisseaux superficiels par une ligature autour du membre et un *peu au-dessus de la plaie*, ligature faite à l'aide soit d'un lien, d'une jarretière, d'une bretelle ou d'un mouchoir roulé en corde. On doit exercer une compression assez forte, qu'il ne convient guère de prolonger au-delà de 20 minu-

tes ou d'une demi-heure (la suspendre ou la re-
lacher en cas d'un fort engourdissement du
membre). On cherchera ensuite à entraîner le
venin au dehors par la succion de la plaie avec
les lèvres, si celles-ci et la muqueuse de la bouche sont intactes, n'offrent aucune écorchure (1).
L'application d'une ventouse aurait le même
effet. On aura soin de cracher après chaque succion, car on n'est jamais bien sûr de l'intégrité
absolue des voies de la digestion.

Ces opérations importantes terminées (elles
suffisent le plus souvent à empêcher tout phénomène d'intoxication générale), il reste à cautériser la blessure. L'ammoniaque a joui d'une
réputation absolument imméritée. On doit lui
préférer le nitrate d'argent, la potasse caustique,
le perchlorure de fer liquide qu'on portera dans
un petit flacon très bien bouché avec bouchon
en verre, maintenu par une coiffe en peau ficelée
sur le goulot. On peut aussi cautériser avec des
acides minéraux tels qu'acide sulfurique ou acide
azotique, ou bien avec le beurre d'antimoine et,
mieux encore, une solution très concentrée
d'acide phénique qu'on demandera à son phar-

---

(1) Préalablement à la succion, on pourrait agrandir un
peu la petite plaie, par une légère et rapide incision au
bistouri et la soumettre, pendant quelques secondes, à un
lavage à grande eau.

macien. Le docteur Viaud-Grand-Marais recommande un mélange d'alcool et de phénol à parties égales, mélange qu'on doit appliquer avec prudence. L'emploi du fer rouge ou d'un charbon incandescent serait parfait, si l'on avait sous la main de quoi réaliser très rapidement ce mode de cautérisation. Vous voyez, ami lecteur, que vous n'avez que l'embarras du choix.

En cas d'accidents généraux, on administrera, en attendant l'arrivée du médecin, la potion suivante :

Eau, 150 grammes ;

Ammoniaque liquide, 20 gouttes ;

Sirop de gomme, deux cuillerées à bouche ;

Rhum, six cuillerées à bouche.

A prendre par cuillerées à bouche toutes les dix minutes.

On aidera l'effet de cette potion (qu'on pourrait remplacer par du punch, vin chaud, grogs), en tenant le malade sous un édredon et sous de chaudes couvertures pour favoriser la sudation.

Je n'ai pas parlé du préjugé qui recommande d'appliquer la tête écrasée de la vipère sur la partie mordue. Je ne crois pas qu'une personne intelligente puisse prendre au sérieux ce moyen *excellent,* il est vrai, *pour augmenter les chances d'envenimation.*

A la suite de la vipère, et avant de parler de nos ennemis de la classe des insectes, nous dirons quelques mots du scorpion (de la classe des arachnides) quoiqu'on ne le rencontre pas en Limousin).

La seule espèce française (1), le *scorpion flavicaude*, habite les régions méditéranéennes, où on le trouve, d'après le professeur Laboulbène, par petites stations isolées, depuis Romans jusqu'à Grenoble. Il fuit le grand jour, et se réfugie sous les pierres et sous les écorces, dans les endroits secs. Dans les maisons, il réside plutôt sous les tuiles et dans les gouttières des toits que dans les caves. On l'a surpris à Romans jusque dans des chambres. Il est commun en Corse et rare à Bordeaux, où le docteur Laboulbène dit qu'on peut le prendre dans un espace circonscrit de la ville, au-delà du Pavé-des-Chartrons. Le scorpion flavicaude mesure 30 à 36 millimètres. Sa couleur est brun foncé en dessus, avec reflet rougeâtre. En dessous, l'abdomen est d'un fauve testacé, foncé également.

---

(1) Le scorpion africain offre trois variétés : le *rouge*, le *jaune* (le plus redouté des indigènes) et le *noir*, le plus grand de tous qui mesure cinq centimètres. C'est sous les pierres plates (schistes feuilletés) dont le sol est jonché en Afrique que se cachent les scorpions. Il faut donc toujours prendre ses précautions en déplaçant ces pierres.

La piqûre du scorpion français n'est pas grave.
Il suffit de lotionner la partie atteinte avec une
solution ammoniacale ou phéniquée, après l'accident, et d'appliquer des cataplasmes de fécule
arrosés des mêmes liquides, s'il survenait une
tuméfaction inflammatoire de la région. — Vous
voilà donc édifié à l'endroit du scorpion pour le
cas, ami lécteur, où vos affaires ou vos préfé-
rences de touriste vous appelant dans ceux de
nos pays qu'il habite, vous seriez exposé à sa
rencontre.

Mentionnons encore, dans cette classe des
arachnides, un autre ennemi que sa petite taille
rend presque invisible, et qui nous attaque sour-
noisement, en automne, sur les pelouses où nous
aimons à nous délasser après une longue promenade.

Ce taquin minuscule est le *rouget* qui nous
occasionne des démangeaisons insupportables,
lorsqu'il a enfoncé son rostre dans les canalicules
de nos glandes sudoripares. On peut alors, avec
de l'attention, l'apercevoir, montrant au-dehors
son abdomen, sous la forme d'un point rouge.

Il suffit pour se débarrasser des rougets, d'une
friction à la benzine ou à l'ammoniaque.

Nos ennemis de la classe des insectes les plus connus et aux attaques desquels nous sommes le plus fréquemment exposés sont les *hyménoptères porte aiguillons,* c'est-à-dire les *abeilles,* les *bourdons* et les *guêpes.*

Un de nos praticiens distingués du Limousin, le docteur G. Mabaret du Basty, de St-Léonard, nous a laissé sur ce sujet une excellente et fort intéressante thèse inaugurale (1), que nous nous permettrons de mettre largement à profit. Sans plus tarder, nous lui empruntons, en résumant, la description des espèces d'hyménoptères : « Il y a, dit-il, plusieurs sortes d'abeilles : *l'abeille ligurienne* qui a les deux premiers anneaux de l'abdomen rougeâtres; » — *l'abeille fasciée* (les deux mêmes anneaux sont fauves et le thorax rougeâtre). L'abeille domestique est de beaucoup la plus commune.

Le *bourdon* (famille des abeilles) est plus velu. Son labre est transversal, sa trompe très courte, et ses mandibules allongées. Il vit également en société, donne peu de miel et meurt en hiver. Seules, les femelles et les ouvrières portent l'aiguillon. Les bourdons sont les plus gros de tous les hyménoptères.

Les pricipales espèces sont : le *bourdon des*

____

(1) Publiée chez Delahaye, éditeur à Paris.

pierres (noir, avec les anneaux de l'abdomen fauves); le *bourdon des mousses* (jaunâtre, avec poils du thorax fauves; le *bourdon souterrain* (noir, avec la base de l'abdomen jaune).

La *guêpe* a un labre unique et des mâchoires très fortes. Elle est plus petite que l'abeille, vit comme elles en société nombreuse et composée de la même façon. On la trouve sur les fruits murs; elle se nourrit aussi d'insectes et de viandes.

Les femelles et les ouvrières ont seules l'appareil à venin et l'aiguillon. Leur piqûre, surtout celle des frelons, est de toutes la plus douloureuse et la plus dangereuse.

Les principales espèces sont : la *guêpe commune* (noire, devant de la tête jaunâtre avec point noir au milieu). — Le *frelon* (tête fauve, jaune sur le devant, thorax noir taché de jaune, anneaux abdominaux d'un brun noirâtre avec bande jaune).

Nous passons la description de l'appareil venimeux qu'on trouvera dans la monographie que nous citons. Nous signalerons seulement que les abeilles et les bourdons possèdent un dard avec dentelures et dont la pénétration dans nos chairs se fait en quelque sorte par un mouvement de scie. Le retrait de ce dard étant par cela même difficile, il se retrouvera fréquemment dans la blessure. Chez les guêpes et les frelons, au contraire, l'appareil piquant ne se trouvant pas dentelé, pénètre directement, et, le plus souvent, est retiré par l'insecte.

« Si, comme le fait remarquer judicieusement le docteur du Basty, la piqûre des hyménoptères se bornait à la pénétration de l'aiguillon dans les téguments, les phénomènes douloureux et inflammatoires seraient nuls ou à peine sensibles. Ceux qu'on observe sont déterminés par le dépôt du venin dans la plaie, » venin qui s'épuise d'ailleurs à la suite d'un certain nombre d'agressions, son réservoir se vidant en conséquence, mais dont l'action explique en même temps que l'intensité des symptômes locaux, la gravité qu'il est donné parfois d'observer au point de vue des phénomènes généraux d'une véritable intoxication. On peut d'ailleurs rapprocher cette intoxication de celle qui résulte du venin de la vipère et des scorpions de l'Afrique et de l'Inde. Peut-être, en effet, étonnerai-je le lecteur, en lui apprenant que la mort a pu être la conséquence d'un grand nombre de piqûres d'hyménoptères, même chez des adultes.

Un enfant de six ans a succombé à une seule piqûre. Il faut lire ces observations et d'autres non moins intéressantes, dans l'excellent travail du docteur du Basty. A part ces cas extrêmes, qui ne constituent fort heureusement que de

rarissimes exceptions, on aurait encore à se
préoccuper assez sérieusement de la possibilité
d'une inflammation phlegmoneuse capable d'envahir tout un membre par exemple. Il importe
donc de ne pas négliger les soins immédiats qui
conviennent à l'état local, à la suite de l'agres-
sion d'un ou de plusieurs hyménoptères. Voici,
toujours selon notre auteur, l'exposé des moyens
rationnels de traitement. « ... Il faut avant tout
chercher si l'appareil piquant est dans la blessure, et, le cas échéant, l'enlever de façon à ne
pas faire couler dans la plaie le venin qu'il pourrait contenir...

D'abord, si la vésicule est adhérente, il faut
l'exciser, si cela est possible, puis extraire
l'appareil piquant en opérant des tractions
ménagées, ou bien encore en introduisant une
aiguille fine au-dessous de lui et en soulevant
de bas en haut. Les éleveurs d'abeilles tordent
fortement la plaie en comprimant d'abord la
partie la plus profonde. Ils facilitent ainsi la
sortie du venin et de l'aiguillon. »

Quant aux topiques à appliquer, on conseille
les lotions d'eau ammoniacale, ou d'eau fortement salée; les frictions au suc de persil;
l'application d'une solution au perchlorure de
fer. Le docteur du Basty, prenant en considé-
ration que le venin des hyménoptères est d'une

réaction acide, rejette l'emploi des lotions vinaigrées et acidulées. Il leur préfère rationnellement les solutions alcalines à l'ammoniaque, à la potasse ou à la soude.

Pour les piqûres dans la gorge et les fosses nasales, il nous apprend qu'Huseman recommande les gargarismes très concentrés au sel marin et les applications de glace, et il nous cite le cas intéressant de cet ami de Galtier piqué à l'œsophage par une guêpe avalée dans un verre de bière. Les symptômes alarmants qui s'étaient déclarés cessèrent rapidement à l'absorption, en plusieurs reprises, d'une espèce de bouillie d'au saturée de sel marin.

Contre les phénomènes généraux (lesquels dépendent du système nerveux), tels que vomissements, syncope, somnolence impérieuse et même délire, on fait usage de stimulants (vin chaud, infusions aromatiques alcoolisées, le blessé étant chaudement couvert pour faciliter la transpiration). Le délire et l'agitation réclament les anti-spasmodiques (potion au musc, sirop d'éther). S'il y a refroidissement et sueurs visqueuses, on administrera les toniques (thé au rhum, potion avec 100 grammes d'eau, autant de madère et 4 à 6 grammes d'extrait de quinquina, à prendre par cuillerées toutes les demi-heures).

Terminons par un dernier conseil, toujours emprunté à notre auteur : « *Quand on est assailli, dit-il, par un essaim ou par une certaine quantité d'hyménoptères, il faut bien se garder, pour écarter le mal, de gesticuler, de courir ou d'opposer une résistance quelconque. En faisant ainsi, on irrite son ennemi et on l'acharne après soi. Les abeilles, les guêpes, les frelons surtout poursuivent toujonrs. Il n'est pas rare, au contraire, de les voir se détacher et s'éloigner d'une personne qui, malgré la souffrance, reste tout à coup immobile.* »

———

Il nous reste maintenant à dire un mot des moustiques et des mouches.

On désigne sous le nom de *moustiques* plusieurs espéces de *diptères némocères* dont la piqûre est très douloureuse. Les effets de cette piqûre ne se manifestent le plus souvent qu'un certain temps après sa production, temps variable de quelques heures à un jour. La région atteinte devient alors le siège de grosses papules s'accompagnant de très vives démangeaisons. Si les piqûres sont nombreuses, la peau est tuméfiée, œdémateuse, et on peut observer quelques troubles généraux (nausées, fièvre).

Des lotions avec de l'eau aiguisée d'un peu d'ammoniaque ou avec une solution phéniquée au centième, suffisent au soulagement et à la guérison.

Les *diptères-muscides* (les mouches), ne sont guère que des parasites taquins et importuns; cependant, au dire d'un savant hygiéniste, le docteur Proust, leurs piqûres pourraient transmettre des affections redoutables à l'aide de leurs pattes et de leurs suçoirs imprégnés de certains virus recueillis sur des cadavres d'animaux.

Davaine a incriminé le genre de mouches désigné par les naturalistes sous le nom de *stomoxe,* comme étant l'agent principal de l'inoculation de la pustule maligne et du charbon. Aussi les stomoxes méritent-ils l'appellation de *mouche charbonneuse* qu'on applique ordinairement à tout hasard aux autres muscides. Ils ressemblent, d'ailleurs, beaucoup à la mouche domestique ; leur trompe est menue mais solide et dirigée en avant; c'est elle qui inocule les principes virulents puisés sur les animaux malades ou sur leurs cadavres.

Toute piqûre douloureuse donnant l'éveil, il sera toujours prudent de lotionner la partie atteinte avec une solution phéniquée assez forte (2 ou 3 grammes d'acide phénique pour 100), après cautérisation préalable à l'ammoniaque

HYGIÈNE ALIMENTAIRE

LES FRAISES

Vous vous rappelez bien certainement, ami lecteur, la ronde entraînante du *Bijou perdu,* d'Adam dans laquelle on chante sur l'air que vous connaissez :

> Ah ! qu'il fait donc bon,
> Cueillir la fraise, etc.

Eh bien ! si vous pouvez vous livrer à cette cueillette pour une belle journée, et *dans les bois,* vous retirerez, en outre du plaisir, deux avantages qui ne sont pas à dédaigner. D'abord vous vous assurerez le bénéfice d'une excellente promenade hygiénique ; ensuite, vous vous procurerez la fraise la plus fine et la plus savoureuse entre toutes (bien supérieure à ces fraises dont la rondeur hydropique est de commande et à l'usage des restaurants des boulevards) ; enfin si, comme dans la ronde du *Bijou perdu,* vous cueillez la dite fraise en compagnie de... *Mam'zelle Thérèse,* il y a là pour vous plus qu'un troisième avantage : c'est une vraie bonne fortune sur laquelle mon rôle de docteur à lunettes et de donneur de conseils m'interdit absolument d'insister.

Dans quelques auteurs, on raconte des choses merveilleuses des fraises, et cela avec des noms de savants à l'appui. — Hoffman et Schulz prétendent qu'elles auraient guéri la phtisie pulmonaire. Van Swieten aurait vu des maniaques rendus à la raison en quelques semaines par l'usage quotidien de plusieurs livres de fraises. Linné leur attribuait la disparition complète de ses accès de goutte, etc. A part ce dernier résultat, que d'ailleurs on ne peut mettre exclusivement sur le compte des fraises, soyez, lecteur, d'une défiance plus que permise au sujet de la cure des phtisiques et des maniaques.

Ce qui n'est pas douteux, par exemple, ce sont les propriétés tempérantes, rafraîchissantes, laxatives et diurétiques des fraises ; c'est aussi l'influence heureuse qu'elles exercent (de même d'ailleurs que les cerises et les raisins) chez les personnes affectées de gravelle et de goutte.

Il est parfaitement reconnu, en effet, qu'après l'absorption d'une quantité raisonnable de ces fruits, l'urine présente une réaction alcaline.

Autrement dit, en mangeant des fraises, des cerises ou des raisins, vous arrivez au même résultat qu'en buvant une solution de bicarbonate de soude ou des eaux naturelles de Vals ou de Vichy. Or, l'avantage qu'on retire de l'emploi de ces eaux chez les goutteux et chez les graveleux, n'est plus à établir. Si donc vous êtes affecté de gravelle ou de goutte, ces deux sœurs dont la parenté était signalée dès le seizième siècle par le savant Erasme, usez des fraises, mais usez-en en tenant compte des facultés de votre estomac. Le regretté professeur Gubler a parlé d'indigestions redoutables, parfois funestes, chez des individus dont l'estomac était réfractaire aux fraises, et en général, aux fruits et aux crudités. Il croyait à une espèce de paralysie de l'organe résultant du relâchement des parois stomacales, sous l'influence spécialement des fraises.

De là découle l'indication, sanctionnée d'ailleurs, par l'expérience instinctive des gourmets, de relever la consommation de ce fruit d'un petit verre de liqueur... des Charentes ou de la Jamaïque, si faire se peut, ou, à leur défaut, d'un bon curaçao sec. Ce dernier produit n'est pas introuvable à Limoges, où quelques-uns de nos distillateurs se sont acquis la réputation méritée de spécialistes, par les soins qu'ils apportent à la fabrication de leur curaçao... *d'Amsterdam*. Et puis, j'ajouterai (ayant le courage de mon opinion), que ce produit réalise pour moi le type des liqueurs stomachiques et digestives, étant donné qu'il a pour base la véritable écorce d'orange du *bigaradier* dont les avantages thérapeutiques dans les affections atoniques et nerveuses des voies digestives, ne sont plus à démontrer. Les liqueurs si vantées et si compliquées des pères Charteux, des pères de la Trappe et autres pères *spiritueux,* ne doivent, croyez-moi, ami lecteur, prendre rang qu'après le bon *Triple sec*.

Terminerai-je cet article déjà trop long, par une révélation qui intéresse la coquetterie féminine ? J'apprendrai donc, à titre de curiosité, à celles de mes lectrices qui l'ignorent, que la belle Mme Tallien, *ci-après* princesse de Chimay, très forte dans l'art des intrigues et dans celui des cosmétiques, usait des fraises, *intus* et *extra*. Elle avait imaginé le bain de fraises dont le bibliophile Jacob nous a retrouvé la recette :

Vingt livres de fraises écrasées avec deux livres de framboises rouges, le tout versé dans une baignoire contenant l'eau nécessaire.

Ce bain, d'après le docteur Vitrey, donne à la peau de la douceur, du velouté, la colore d'un rose tendre et lui laisse un parfum délicieux.

O Directoire ! époque *gommeuse* s'il en fût, Mme Tallien et sa recette firent assez pour ta gloire !

LES CHATAIGNES

Châtaignâ chaudà ! Lorsque nous entendons ce cri du pur patois Limousin frapper nos oreilles, le matin, au lever, dans nos rues déjà brumeuses, nous nous disons, n'est-ce pas, que la saison des frimas est proche, et que la châtaigne, la tendre châtaigne du berger Tityre, est une assez maigre compensation à la tristesse que nous éprouvons de voir les hirondelles nous quitter en même temps que les beaux jours !

Adieu les vacances ! adieu la campagne ! adieu le soleil !

Il faut en prendre son parti, et accueillir, malgré tout, avec reconnaissance, ce produit de l'automne, que nos braves revendeuses nous annoncent chaque année dans le même idiome rustique et avec la même intonation pleureuse et monotone.

Que la châtaigne soit donc la bienvenue. Je

vais vous entretenir d'elle, aujourd'hui, ami lecteur et vous édifier sur sa valeur alimentaire, en
m'appuyant sur l'autorité des hygiénistes les
moins contestés.

Le regretté professeur Bouchardat nous apprend, dans son savant traité, que les châtaignes
contiennent de l'amidon, du sucre, des matières
albuminoïdes, des corps gras, du tannin et des
phosphates (comme les céréales). Voilà déjà une
énumération assez respectable pour commander
notre attention. Les matières azotées étant re-
présentées par une proportion très inférieure a
celle du sucre et de l'amidon, la conclusion à
tirer est que le fruit du châtaignier constitue
avant tout un aliment respiratoire, c'est-à-dire
calorifique, propre à entretenir de combustible
la machine animale, en lui fournissant de la
graisse.

On voit de suite quelle précieuse ressource
crée la châtaigne pour le paysan du Limousin
ou d'autres régions. L'homme des champs, en
effet, réalisant en plein air vif un travail pénible,
augmente par cela même ses combustions d'une
façon exagérée. Les féculents, en excès, lui
conviennent donc, et il les utilisera au profit du
rendement de ses efforts musculaires.

Par contre, l'homme sédentaire de bureau, de
cabinet, d'atelier, vivant dans un air confiné,

prenant très peu d'exercice, ne devra consommer la châtaigne qu'avec réserve, s'il veut éviter des troubles des voies de la digestion et spécialement des flatuosités.

Le châtaignier était connu dès la plus haute antiquité. C'est surtout en Auvergne, en Savoie, en Limousin et dans le Nivernais qu'il prospère et qu'il constitue une véritable richesse alimentaire pour les habitants de ces régions.

Les marrons, qui ne sont que des châtaignes de qualité extra, nous viennent de Lyon, de Saint-Tropez, de Luc (dans le Var) et se servent sur les meilleures tables. — Le Portugal produit les plus beaux.

Une grillade de marrons, arrosée d'un petit vin blanc sec! Vous connaissez cela, lecteur, et les étudiants de la génération du docteur Véron, connaissaient cela aussi. Ils vous diraient, ces anciens, que c'était avec cette modeste agape et un peu de sentiment qu'ils faisaient le bonheur d'une grisette, race de femmes simples, aujourd'hui disparue, remplacée par celle des lorettes, en conformité probablement des théories évolutionnistes.

On relève dans un vénérable bouquin imprimé à Leipzig en 1811, la recette d'une préparation que Lieutaud prescrivait avec un succès réel aux convalescents et aux personnes délicates. Cette recette est le *chocolat de châtaignes*.

Faites macérer des marrons ou des châtaignes dans de l'eau-de-vie, afin de les dépouiller de leur écorce et de leurs pellicules ; mettez-les ensuite bouillir dans du lait pour obtenir une pulpe à laquelle vous incorporez sucre et canelle en quantité suffisante et que vous agitez pour rendre le mélange mousseux. Vous avez le fameux chocolat de Lieutaud.

Mais croyez-moi, lecteur, ne vous donnez pas tant de peine. Contentez-vous de la grillade avec l'accompagnement d'un vin blanc ou gris sec et pétillant si c'est possible. Je ne vous parle pas des crus de Verneuil et d'Etagnac, hélas ! ils deviennent chimériques.

Essayez aussi, de temps à autre, de l'oie rôtie aux marrons, dont vous n'abuserez pas à cause de sa digestion un peu difficile.

Quant à ceux de vos invités qui partageraient pour les produits du marronnier et du châtaignier le mépris de l'aristocrate Grimold de la Reynière, il vous reste encore un moyen de les leur faire accepter sans trop de façon : adressez-vous au confiseur.

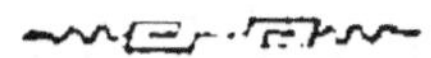

A PROPOS D'UN MENU DU « RÉPUBLICAIN RADICAL »

L'un des derniers menus de *La Nétille* comportait un plat des plus modestes qui n'est guère connu et apprécié que de nos Limogeaux de race. — Le *gireau*, puisqu'il faut l'appeler par son nom, était un régal pour beaucoup de nos anciens qui savaient en relever la fadeur par *toutes les herbes de la Saint-Jean,* comme ils disaient.

Vous auriez pu voir, il y a un peu plus de trente ans, en plein quartier de la Boucherie, pas bien loin de Saint-Aurélien, une maison au rez-de-chaussée enfumé, au plafond bas, où se rendaient, à certains jours connus et bénis, les gourmets et les gourmands qui avaient le culte pantagruélique du gireau. — On le leur servait là de première fraîcheur et rehaussé d'un accommodage dont le secret est perdu, mais que l'habile cordon bleu de notre journal saura retrouver. Il voudra bien nous en faire part, n'en doutez pas, ami lecteur, dans notre prochain numéro.

On aime frénétiquement le gireau ou l'on ne peut pas le souffrir ; il n'y a guère de moyen terme.

Pour ceux qui sont... *girophobes*, je forme, comme médecin, un vœu bien sincère : c'est qu'ils reviennent le plus tôt possible de leur faute gastronomique. — Pour les *girophiles*, je suis heureux de leur apprendre, s'ils l'ignorent, que l'aliment qui leur est cher est aussi des plus sains et peut être coté comme mets par excellence des malades, des convalescents et des estomacs délicats à cause de son extrême digestibilité. Il me serait aisé de prouver, en outre, la physiologie en main, par les résultats de l'analyse du sérum du sang (dont est fait le gireau) que ce même aliment ne manque pas d'un pouvoir nutritif précieux. Mais à quoi bon vous parler de la *plasmine*, de la *fibrine concrète*, de la *fibrine dissoute*, de la *sérine*, de la *caséïne*, de la *paraglobine*, des sels, etc. ? Ce luxe de chimie n'ajouterait pas grand chose à l'expérience que vous avez du gireau. Votre estomac a jugé en premier et en dernier ressort, et bien jugé. Votre opinion est faite depuis longtemps, s'il y a longtemps que vous... *pratiquez le gireau.*

Donc, pour me résumer en quelques mots : digestibilité merveilleuse, légèreté incomparable à l'estomac, pouvoir nutritif sérieux : telles sont les qualités véritablement précieuses de l'article culinaire que *La Nétille* a eu l'excellente idée de porter sur son menu de samedi dernier et qui réclame un accomodage de haut goût dont la recette vous sera fournie prochainement.

Puisque je viens de vous parler d'un plat un peu spécial en Limousin, et puisque nous sommes dans le temps des cerises, permettez-moi de vous édifier aussi sur une pâtisserie de saison par conséquent et qui est également très répandue chez nous. On la désigne sous le nom extrêmement peu poétique de *clafouti*. Je ne vous garantis nullement l'orthographe du mot ; Littré et nos autres auteurs de dictionnaires sont muets à son égard. Peut-être figure-t-il dans quelque lexique auvergnat dont j'ignore l'existence. Quoi qu'il en soit, si le nom est plus qu'original, j'atteste que la chose qu'il désigne n'est pas légère à l'estomac, et je suis bien loin d'avoir à lui adresser les éloges que j'ai décernés, sans réserve comme sans remords, au gireau dont le *clafouti* serait en quelque sorte l'anti-thèse au point de vue de la digestibilité.

Ne mangez donc du *clafouti* qu'avec modération et circonspection. C'est là un dessert massif qui ne convient qu'aux amateurs doués d'une puissance digestive éprouvée. De plus, vous con-naissez le refrain prud'hommesque :

> Si vous mangez des pruneaux,
> N'avalez pas les noyaux...

Le conseil est, je l'espère superflu pour vous, ami lecteur, mais surveillez avec le plus grand soin les enfants, presque tous gourmands forcenés du clafouti (et des fruits à noyaux). On a vu les accidents les plus graves de l'obstruction intestinale se produire à la suite d'une absorption un peu considérable de ces corps étrangers qui vont parfois s'accumuler en masse en certains points du canal intestinal, au lieu de suivre un cours naturel pour leur élimination.

Nous nous rappelons avoir vu pratiquer, à notre hospice de Limoges, une extraction de noyaux de cerises de la région rectale, par le savant et regretté professeur Bardinet. L'opéré était un glouton de clafouti ; il avalait imperturbablement, chaque fois, contenant et contenu de sa pâtisserie de prédilection. L'opération fut des plus laborieuses et des moins ragoutantes. Nous en recommanderions tout spécialement les détails à un disciple endurci de l'école de *Nana* et de *Pot-Bouille*, pour créer un pendant à l'accouchement d'Adèle.

O naturalisme ! la clinique est loin de t'avoir livré tous ses secrets.

LA BIÈRE

La bière (*ce vin de grains*, selon la juste appellation de Royer-Collard, fabriquée selon les règles et dans laquelle il n'entrerait qu'une eau de qualité voulue, de l'orge, du houblon et de l'alcool produit naturellement par la fermentation, constituerait une boisson à la fois tempérente, anti-scorbutique, nutritive, diurétique et conséquemment, irréprochable au point de vue de l'hygiène. Mais il s'en faut qu'il en soit ainsi, et c'est surtout à l'occasion de cette consommation, si répandue pourtant, qu'on peut rappeler le mot d'un hygiéniste : « *l'homme ne meurt pas, il s'empoisonne.* » — En effet, la liste est longue des ingrédients de toute nature qu'emploient des brasseurs sans scrupule, pour livrer un produit dont la fabrication leur permet de réaliser de gros bénéfices, aux dépens de la santé des disciples trop confiants du bon Gambrinus.

Gomme-gutte, acide picrique, aloès, patience, noix-vomique, coque du levant, coloquinte, buis, fiel de bœuf, etc., etc. ; tel est le bilan frauduleux qu'ont révélé les analyses d'échantillons, saisis dans bon nombre d'établissements *sérieux* de la capitale.

Les *brasseries-fabriques* ne manquent pas en France, mais les bières les plus renommées et les plus demandées dans nos grands centres, nous viennent d'Alsace, d'Allemagne, d'Angleterre ou de Belgique.

Croyez-moi, ami lecteur, usez avec la plus grande modération de ces bières étrangères, tout chauvinisme et tout intérêt de clocher mis à part. Elle sont, en général, d'une force alcoolique qui les fait proscrire par l'hygiène pour un usage régulier. Ne pratiquez donc le bock qu'en passant, pour ainsi dire, et par occasion.

Si vous voulez faire entrer la bière dans vos habitudes, si vous voulez la substituer au vin à vos repas, choisissez un produit léger, ne donnant qu'un à deux pour cent d'alcool, alors que les produits allemands, les *ales* et les *porters* anglais, représentent trois ou quatre fois cette proportion. La petite bière de Limoges laisse certes à désirer, mais sa consommation ne vous occasionnera pas ces lourdeurs de tête, ces pituites matinales, ces surexcitations de l'estomac si pénibles que connaissent trop les fanatiques du bock.

Quelle que soit d'ailleurs sa qualité, la bière ne convient pas indistinctement à tous. Beau-

6..

coup de personnes à l'estomac froid et paresseux ne peuvent la digérer. Il est préférable, toutes choses égales, de ne la consommer qu'avec un certain degré de fermentation qu'on obtient en laissant les bouteilles couchées, un nombre variable de jours avant l'usage. Je dis *variable*, car cette fermentation sera plus ou moins prompte selon que la température de la cave sera plus ou moins élevée : l'acide carbonique développé par la suite dans le liquide, en facilitera certainement la digestion, à l'égal de toute boisson gazeuse. En général, les tempéraments pléthoriques, les sanguins, les nerveux et les bilieux remplaceraient avantageusement le vin par la bière dont on a justement aussi vanté l'emploi chez les nourrices au profit de leurs nourrissons.

Désaugiers, a-t-on dit, souvent, ne serait pas mort de la pierre s'il avait fait un accueil plus lage au nectar de Gambrinus, aux dépens des flacons de Bordeaux et de Bourgogne qu'il cultivait avec trop d'entraînement. Avis à ceux qui ont déjà éprouvé des manifestations de gravelle.

Ferai-je, en terminant, appel à nos brasseurs?

Qu'ils nous livrent un produit digne d'être recommandé par les médecins. Les occasions pullulent pour nous de prescrire la bière. Qu'ils fabriquent au moins une qualité légère, spécialement soignée, dont le prix ne sera pas marchandé lorsque la santé du consommateur devra y trouver son compte.

L'hygiène, la thérapeuthique, aussi bien que la caisse de nos fabricants limousins, tireront à la fois profit de la réalisation du *desideratum* que je me permets de signaler avec toute la sincérité d'un praticien absolument convaincu des précieuses qualités qui ont été reconnues à la bière. (1)

---

(1) Je n'ai pas parlé des inconvénients de la bière lorsqu'on en fait abus : Cette boisson, prise en excès, fatigue les voies digestives, les voies urinaires et peut occasionner des dyspepsies rebelles ou des inflammations graves des reins. Il faut donc, à ce sujet, observer la mesure qui convient, en tenant compte des aptitudes de l'estomac et du tempéramment. Il faut surtout résister à l'entraînement qu'on subit lorsqu'on a contracté l'habitude de boire la bière entre les repas.

Glaces, Sorbets, Boissons frappées

Par le chaud qu'il faisait, nous n'avions point de glace.
Point de glace, bon Dieu! dans le fort de l'été !

S'exclamait le poète, l'un des malheureux convives du *repas ridicule*.

En vérité, lesdits malheureux étaient-ils bien à plaindre au point de vue hygiénique? Est-il prudent d'absorber durant tout un repas des boissons frappées, surtout lorsqu'on boit largement pour calmer une soif tyrannique ?

L'hygiène répond énergiquement et sans hésiter *non*. — Contentez-vous donc de boire frais, ami lecteur, et faites votre profit des quelques considérations que je vais vous présenter au sujet des glaces, considérations qui ne seront probablement pas nouvelles pour vous, mais qu'on est toujours enclin à oublier par les jours de température tropicale que nous traversons.

Les boissons glacées, les glaces, les sorbets, se trouvant à une température en opposition extrême avec la température de notre organisme et celle de la saison où on les recherche de préférence, ne doivent être consommés qu'avec la plus grande prudence, en quantité modérée, et lorsque *le corps est aussi reposé que possible.* — Des morts subites ou très rapidement survenues ont été observées à la suite d'une ingestion précipitée, immodérée ou intempestive de boissons à la glace. Le plus souvent, il en résulte des inflammations sérieuses ou graves des voies respiratoires ou des voies digestives

Je me rappelle avoir été témoin à Vichy, au café de la *Restauration*, d'une de ces morts presque foudroyante déterminée par l'absorption d'un café glacé pris un certain temps après déjeuner, alors que la digestion se trouvait en pleine activité chez le consommateur. — La Biographie ne nous a-t-elle pas appris que la princesse Anne-Henriette d'Angleterre, celle même qui a fourni le sujet d'une sublime oraison funèbre de Bossuet, a succombé en moins d'une nuit, à la suite d'accidents occasionnés par un verre d'eau de chicorée à la glace, bu à jeun, et presque d'un seul trait. — On pourrait multiplier les exemples. Il découle de ceux que je viens de citer, que c'est surtout à jeun. ou lorsque la digestion est en pleine activité et le corps en transpiration, qu'il faut s'abstenir de glaces ou de liquides frappés. L'instant le plus favorable pour cette consommation serait vers la fin du repas, lorsque la digestion ne fait que commencer dans l'estomac. A ce moment, en effet, les glaces, les sorbets pris avec la modération qui convient et à petits coups, aident le travail digestif à son début, en provoquant une stimulation salutaire des parois gastriques. Plus tard, quand la digestion s'effectue dans l'intestin, le fonctionnement de ce dernier organe pourrait se trouver brusquement suspendu par l'arrivée intempestive d'une préparation trop froide. Toutes choses égales, les sorbets nous semblent d'ailleurs plus hygiéniques à cause de la petite quantité d'alcool qui les relève (rhum, kirsch, marasquin, etc.), et qui atténue les effets d'une trop basse température.

Cela dit, usez sans abuser des glaces, ami lecteur ; choisissez votre moment, ayez le corps au repos, évitez la précipitation et vous pourrez alors, à l'aide de cette consommation chère à tant de gourmets des deux sexes, soutirer doucement de votre calorique sans vous exposer à des accidents sérieux ou même funestes.

HALLALI AMER

Si l'abus des Liqueurs dites apéritives, que l'on a coutume de prendre avant le repas, peut constituer un danger pour la santé des Consommateurs, il est des Amers qui flattent le goût, en même temps que leur fine amertume excite l'appétit, lorsqu'ils sont pris à dose raisonnable et en temps opportun.

Parmi ceux-ci, nous citerons :

L'HALLALI AMER

Excellent Apéritif

DE LA

Maison FANTOULIER & RELIER

DE LIMOGES

Le Curaçao blanc, triple sec, dit

CURAÇAO DES 2 MONDES

de la Maison **L. Leberche jeune & Beauduffe,** a déjà la réputation d'une excellente liqueur irréprochable de goût, de composition et de naturel.

Ses qualités hygiéniques suffisent pour la recommander comme un produit de premier ordre.

LE BIRÊME

Parmi les vins amers que l'on peut prendre, sans danger pour la santé, il convient de remarquer ceux qui ont pour base un vin naturel additionné de produits également naturels d'une parfaite inocuité, et dont les propriétés toniques ne sont contrariées par aucun mélange nuisible.

Citons dans cette catégorie le **Birême** de la Maison **Paul Colombier** de Limoges, qui n'est autre chose qu'une excellente préparation de malaga vieux au quinquina.

Limoges. — Imp. D. GÉLY, rue des Grandes-Pousses, 10. — 9-87.